名醫直播間

健康不是夢

作者／胡乃文

U0093893

前言

自從當上中醫師之後，經常被邀請參加不同的節目，有廣播節目、電視節目，也常常被邀請到世界各處演講和講學。

為什麼願意受邀呢？僅僅是很單純的想把中醫知識用簡單的方式和語言向大眾傳播，沒有為了名、利或任何其他的想法。

隨著接觸越來越多的群眾，我深深地體悟到，身為中醫師的職責，看病討生活不是目的，而是一種使命感。這個使命就是，以簡單易懂的方式讓人們了解中醫。而我有這個天職，需要將古時候非常難懂的中醫名詞和很棒的知識，在短時間內，讓更多人易懂易學，使自身的健康受益。

中醫，博大精深，它從上古時代就已經存在。早期的書籍，成書沒有現在這麼方便，多數是以刻印方式寫在石頭上、金屬銅器上。石刻、銅刻都是很費力，很不容易做的。後來有了竹簡，但仍需要用比較大的功夫刻寫。那

些必須花費很多功夫寫的文字，不得不精簡，精簡到後世難讀的程度，想要理解它們更是難上加難了。

我行醫數十載，也曾做過西醫的基礎研究工作，加上後來研讀中醫的知識，又在大學學習的時候，是學習如何「教書」的，因緣俱足下，如何當好「象牙塔和通俗」之間的「橋樑」角色，便成了自我的期許。

近幾年來，「網路自媒體」形成一股潮流，一些年輕朋友願意幫我做自媒體，有企劃、拍攝、剪輯的專業團隊，我提供中醫知識，並且為中醫和現代醫學的知識把關，於是「胡乃文開講」這個節目就誕生了。

「胡乃文開講」在播出之後，得到熱烈的迴響。有不少觀眾認為，很多素材在短短的節目中不能很容易的記下來，希望能據之成書，也好保存下來。

「健康不是夢」就是蒐集了「開講」節目的素材集結而成的一本書，希望不負自己這個「橋樑」的角色，也不負觀眾的期望。

INDEX

Healthy

養生

食療

Diet therapy

按摩

Massage

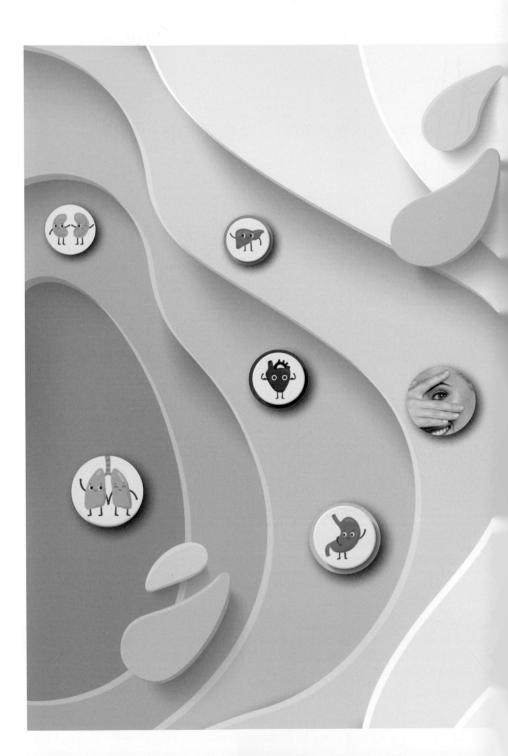

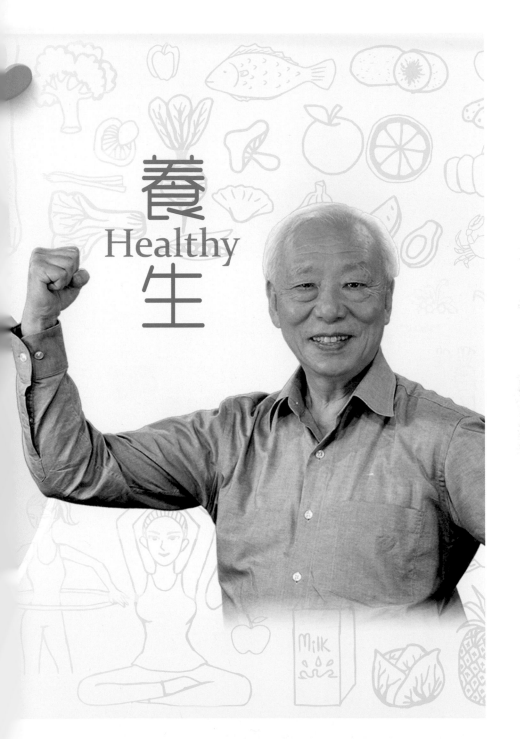

養
Healthy
生

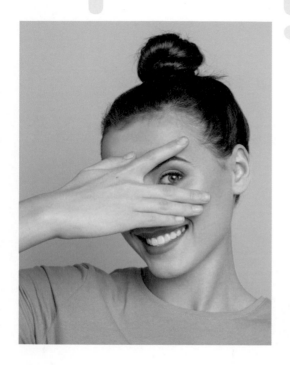

動動眼球
挽救「惡視力」

很多人「機不離手」，手機一直滑，
完全停不下來，就容易感覺眼睛乾澀、疲勞。
小心！3C 產品的藍光會傷眼睛，
藍光的波長太短，容易造成散射。
因此，眼睛必須用力聚焦，長時間下來，
睫狀肌就會緊繃，無法放鬆，
因此，眼睛容易疲勞、痠痛。

要讓眼睛健康，首先要學會幫眼睛伸一伸懶腰，讓眼睛不再乾澀疲勞。

3 穴位 防眼睛乾澀 老化

眼睛常常乾乾澀澀的，怎麼辦？先介紹一個「風池穴」，從耳垂往上摸，摸到頭顱跟頸脖子相接觸的地方，有一個很大的洞，這個洞就叫作「風池穴」，可以用食指按壓或將食指捲曲起來，用食指的骨節輕輕壓按，你會覺得頭腦都清醒起來，它有疏通眼睛周圍，

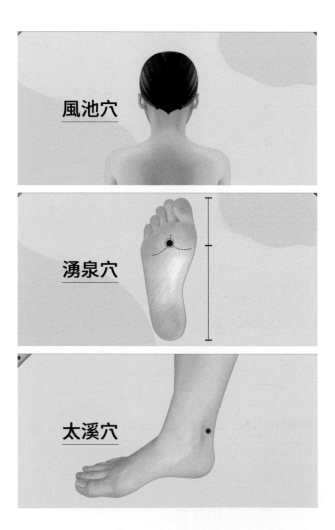

風池穴

湧泉穴

太溪穴

增加氣血循環的功效，經常按它的話，可改善眼睛痠痛，預防眼睛退化。

　　老年人眼睛退化的時候，也容易造成「乾眼症」，得了「乾眼症」該怎麼辦？腳底下有一個「湧泉穴」，壓按「湧泉穴」可以幫助眼睛不乾澀。

　　還有一個跟腎有關係的穴位就叫作「太溪穴」，太溪穴位於足內側，腳內踝的後方稍微上面一點點的凹處，在「太溪穴」輕輕揉壓一下，也能夠改善眼睛乾澀。

藍光傷眼 恐「煮熟」水晶體

　　現在大家使用的3C產品，像是手機上的螢幕很小，所以，眼睛就必須比較靠近螢幕，手機的藍光很強，藍光一旦進入眼睛以後，不知不覺會將你的水晶體「煮熟了」，長期下去，就可能造成蛋白質變性。

　　眼睛經常用藍光或雷射照射的話，很可能像雞蛋白遇熱產生白色狀，使水晶體變混濁，看東西好像上了一層霧霧的薄膜，要是發生在年輕人身上，就叫「早發型白內障」。它經過水晶體、玻璃液，進入視網膜的最中心，也就是集結到視神經的黃斑部，這些地方都

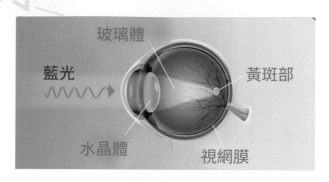

可能造成病變，這時，眼睛看東西很可能就會出現幻影或看不見東西了。

小孩的眼睛較清澈透亮，假如說小孩子的眼睛還無法抵擋藍光，看多了 3C 產品，容易造成視網膜黃斑部永久性的損傷，呼籲父母們，在孩子 6 歲以前，盡可能不要使用 3C 產品來當他的褓母。

天天一丸子 好視力一輩子

有一本古書叫作《本草備要》，書中提到將枸杞、菊花用等分的量做成一顆一顆的蜜丸子，每天吃，這個人一輩子都不會得到眼睛的疾患。

我以前曾經把枸杞跟菊花，搥一搥做成一個藥丸子，還沒有用蜜，因為枸杞也是黏糊糊的，就把它弄成一個一個小丸子。不但又香又好吃，對眼睛也有幫助。

菊花枸杞茶 護眼一級棒

辦公桌上放一杯護眼茶，喝茶又保護眼睛，方便有效。菊花枸杞茶是我經常使用的一個茶飲，菊花、枸杞數量隨意即可，拿點菊花，拿點枸杞放在杯子裡，用熱水沖泡一段時間，就可以喝了。

菊花、枸杞怎麼挑？你用手摸一摸，看看它是不是很潤，如果摸起來澀澀的，聞起來酸酸的，這種東西就不要用。枸杞也可以直接泡熱水，不但可以喝，趁它熱的時候，用熱氣薰一薰眼睛，左邊眼睛薰一薰，右邊眼睛薰一薰，眼睛也能夠達到明目的作用。

一張 A4 紙 挽救惡視力

推薦一個很簡單的方法，讓眼球能夠運動得很好，眼球上有 6 塊肌肉，要讓它能夠活動自如，就能讓眼睛靈活了。可以拿一張 A4 的紙，就是有上左、上右、下左、下右 4 個角的紙，將紙張放在前面或者放近一點，也可以貼在牆上，你就看左上角，看右上角，再看右下角，再看左下角，先做順時鐘，再做反時鐘，讓眼球一直在運動。

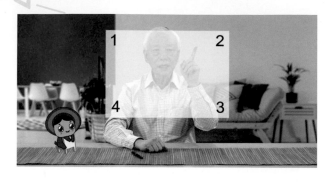

　　我有一個醫生朋友，他曾在電視節目裡提供一個護眼方法，先把眼睛閉起來，眼睛右轉 14 圈，左轉 14 圈，轉完了以後，再用力眨眼睛 5 秒，放開，再眨眼睛 5 秒，再放開，一共做 5 次，這個方法能使眼球周圍的肌肉、組織、血液循環都變好。他跟我說他的一位病人很勤勞的做了 6 個月左右，結果，連他的白內障都治好了。

菠菜護眼湯 養腎又補血

　　菠菜護眼湯怎麼做？豬肝切薄片，浸泡水中約 30 分鐘，瀝掉血水。另外，菠菜洗淨切段；豬肝用米酒醃 15 分鐘，可以除去腥味；薑切成片。在水煮開後，先加入薑片，滾幾分鐘。再加入豬肝跟菠菜滾 1 分鐘，加少許鹽調味，關火悶 30 秒，最後灑上香油即可。

　　菠菜可以補肝養血，明目潤燥，還可以增加眼部肌肉的彈性，讓小朋友或任何人都遠離近視。也可以加

上補骨脂、穀精草一起煮。補骨脂和穀精草都是補腎的中藥材，在中藥房就能買到。

海藻類食物 幫助消除眼疲勞

海藻類的食物，它們含有很獨特的多醣化合物叫作「海藻酸」。海藻酸能夠抓住人體護眼必須要用的鉻、硒還有鋅。

人眼睛裡的硒只有很少很少的量。可是你知道嗎？老鷹眼睛含硒量大約是人類的 700 倍，在很遠處就可以看到湖中的魚或山裡跑動的小雞、老鼠。老鷹的眼力非常好，可能和眼睛含硒量有關。

海藻能夠幫助護眼，不過要注意，海藻類的食物，如海帶，它們含有很多的碘，人體的需要量不是非常大，雖然海藻對人體有一定的幫助，但不要吃得太多。

別看運動眼球好像沒什麼
平時常這樣做，就能運動了轉動眼球的幾塊肌肉
有點像重訓一樣
肌肉的力量大，隨時能前後左右很快的運動
看到的資訊就比別人多多了

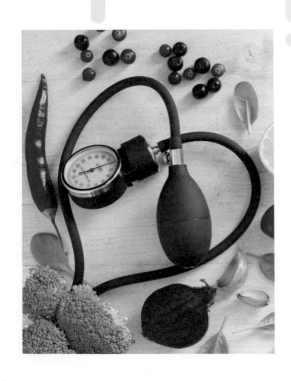

輕鬆擺平高血壓

你是不是比較容易激動？

很容易因為一點點小事情，

例如：看個政論節目，情緒高張得不得了，

臉紅脖子粗的，這裡罵那裡罵；

或是工作的時候，老是縮著脖子，

整個身體弓著背，一使用電腦、3C

就一直坐著不起身，還會覺得頭昏腦脹的。

小心！高血壓可能已經盯上你了！

　　被高血壓追殺的原因有很多種，例如：生氣緊張、身體疼痛、害怕或肩膀僵硬、天氣寒冷都可能造成血壓高。

　　人見人怕的高血壓，它是隱形殺手！教你三招，把殺手變成助手。首先跟大家講講三種造成血壓高的原因。

生氣緊張型高血壓

　　第一種是生氣緊張等情緒造成的，生氣的時候，交

感神經亢奮，周邊血管就收縮，這時，血液就沒有辦法把氧氣直接送到全身各處，就會出現血壓高的狀況。

我有一個病人，年紀約 50 歲左右的一個太太，身體微胖，她的血壓總是在 200 左右這麼高，看了西醫怎麼降都降不下來，吃了好多降血壓藥，降血壓藥只有 6 種，她 6 種藥都試過，卻都沒有降下來。結果，她來找我治療，一段時間之後，她的血壓竟然降到了 140、150，她高興得不得了，到處跟人家說胡醫師把我的血壓給治好了。

我當時告訴她，「妳的血壓高不是我治的，是妳自己治的。」為什麼呢？因為她按照我給的建議，叫她怎樣做她就怎樣做，我還開了個藥，作用只是讓她的精神不緊張。

當人的情緒高張時，交感神經一亢奮，會讓人的心臟跳動很快、跳動很強，這時，一量血壓就會很高。

如果不容易發怒，每天都是快快樂樂的，自己調整好情緒，心情好，血壓就不會飆高。

2 款茶飲舒緩情緒

推薦降血壓第一招，用茶飲讓你心情舒緩，可以喝

菊花茶，丟 10 朵菊花在馬克杯裡，黃菊花、白菊花或野菊花都可以，用熱水沖泡，把菊花泡開來，有香味出來就可以喝，如果你還想讓它更好喝的話，可以加一點甘草或枸杞。

再跟你講一個茶，這個茶要煮一煮才能煮出味道，它是甘麥大棗湯，你把它當湯喝也可以，當茶喝也可以，當湯就是煮濃一點，當茶那就是煮的稀一點，以下講的是當茶喝的配方。

甘草 4 錢、小麥 1 兩，大棗 12 顆。小麥最好是浮小麥，就是小麥放的時間比較長一點的，到藥房買的時候，你就說要買浮小麥，大棗就是紅棗，不要用黑棗。

加入 1500ml 的水放到鍋子裡，煮成 1000ml，可以當作一天的茶來喝，也可以天天喝。你情緒愉快了就不容易生氣，前面講那個太太，我也讓她喝甘麥大棗湯。

轉個念頭 心情立刻好轉

有個故事跟大家分享一下。有一位醫生給人看病，每天都忙得不得了，他每天都抱怨：「哎呀！我怎麼這麼忙！病人那麼多，總有一天連我都要累垮的。」

後來，他忽然想到：「不對呀！有這樣的想法不對

勁吧！還是改變我的想法吧！」

隔天一大早醒來時，他就跟自己說：「今天我要去上班，我去上班又可以幫助好多人。」

他原本說：「我每天累得不得了，要看那麼多病人。」現在變成「我上班又可以幫助好多人了。」心境一變，完全不一樣了，每天開開心心幫助別人，心情就開朗許多。

聽了這個故事後，以後再怎麼忙怎麼累，只要想到：「我每天是在救人」，心情就不一樣了。

有一句台灣話叫「好家在」，可以這樣想：好家在，還好我有健康的身體能幫助別人，轉換一下情緒，病人被我治好了，我很高興，也不會覺得會被累垮。

曾有粉絲問我：「胡醫師，我先生都不幫我帶小孩，而且他還罵我耶！這樣我要怎麼樣轉換成好家在的心境？」

我說：「哇！沒給妳帶孩子還罵妳，很難過對不對？我們轉個念頭想一想，好家在，至少他還有力量罵妳，身體還健健康康的，要是他躺在床上病懨懨的，連罵妳的力氣都沒有了，妳還得照顧他的三餐，24 小時都要陪他，哪都不能去，那不是更糟嗎？」

轉個念頭，不就好家在了嗎？你用「好家在」來想，對先生不滿的情緒放下來了；先生每天去工作，即使

工作累一點，他也會覺得太太是我的賢內助，能夠體諒他，也許就更有幹勁工作，賺更多錢回家，夫妻互相體諒，這不是很好的事嗎？

人要活得健康就要動

運動，可以升高快樂指數，還能降血壓，人要活得健康就要動。運動可以使周邊血管擴張，讓血管裡的膽固醇被送走，我常常聽人家講運動會使血管軟化，周邊血管一擴張，血液就可以通過，大血管裡的血流量也變正常了，血壓就降下來了。

不過，有的人工作、家庭蠟燭兩頭燒，哪有空去運動，其實，你也可以利用上下班偷一點時間做運動，每天運動的時間是可以累積出來的喔！

例如：坐公車早一站下車，走個 5~10 分鐘，中午去吃飯的時候，上下樓梯差不多花了 5、6 分鐘的時間，下班時，去接小孩，跟孩子走一段路，聊一聊今天在學校有趣的事，老師教什麼？也可以在途中跟孩子分享有趣的事情，讓孩子覺得我們都很關心他。

晚上，吃完飯跟先生一起去散散步，走個十幾分鐘，你看，一天就累計大約 30 分鐘的運動時間，如果

超過 30 分鐘，那就更棒了。

這個時候聊天的內容也很重要，要正面思考，如果都是談某個同事如何把工作推給我呀！這個老闆很機車呀！那麼，這個運動就沒有正向的意義。所以，談的話很正面的，這個就很好，尤其是可以問孩子，老師今天教你什麼東西？有沒有趣？若孩子說：「哎喲！我都不太會。」

沒關係，你就用最輕鬆的心情跟孩子說：「這個並不難，我來跟你講，是怎麼樣怎麼樣……」如此一來，親子關係更融洽。

夫妻之間也是一樣，盡量少談公事上不愉快的事情或者談太太被別人欺負、先生聽了不舒服的話，這樣可能會導致血氣上升，血壓增高，盡量聊天的話題是講好聽的、講正面的，有助於身心健康。

穿布鞋踩在有草的地上或有土的地上，可以接地氣，或者把鞋襪都脫掉，光腳在草地上走一走，讓身體的負能量排出去，不但運動量達到了，腦部的血液供應足夠，氧氣充足，血壓自然就降下來。

而且，腦內還會分泌一種物質，一種叫作腦內啡的荷爾蒙，會使你感到快樂，這就是所謂的快樂荷爾蒙。

肩膀僵硬型高血壓

　　第二種造成高血壓的原因是和脖子肩膀僵硬有關的。

　　我有一個病人，他去醫院檢查，每次血壓幾乎都到 200 左右，奇怪的是醫生開的藥物，不管是降膽固醇的、擴張血管的，所有的降血壓藥物，他吃了都覺得身體非常不舒服，為什麼會這樣子？

　　這可能是因為他的血管堵住了，導致腦部或其他器官供血不夠，氧氣、養分就不夠，為了讓腦裡面或其他地方的血液供應足夠，要用比較高的血壓讓血液送到各處去，就會增高血壓。

　　這時，如果吃降血壓藥把血壓降下來，不但沒有讓血液供應到腦部，而且缺氧、缺養分的情況會更嚴重。原本可以透過身體啟動自癒力的，結果血壓吃藥被降下去了，血液更無法供應到腦部，沒有供應到身體各處去，所以就會覺得很不舒服。

　　後來，我幫這個病人把頸動脈舒張，解決了缺氧、缺養分的問題，他的高血壓問題就消失於無形了。

　　現在許多上班族或是主管們久坐不動，整天盯著螢幕用電腦，下了班回到家，又窩在沙發上不想動或低頭滑手機，這樣就會造成肩膀、頸脖子僵硬，使血液

不容易流向頭部，於是，造成頭暈、頭痛、頭脹、耳鳴或頸部僵硬等問題。

血液不流通造成瘀血，血液受阻，腦袋就會缺氧、缺養分，因此必須用更大的力量把血液輸送到全身，血壓當然就要高了，對不對？

3 穴位降血壓

解決脖子肩膀僵硬有一個穴位，就是尺澤穴。

尺澤穴可以舒緩肺經的毛病，而在背上面的肺俞穴可以讓肺的血液循環順暢；尺澤和肺俞有密切的關係。

你把尺澤穴按壓一下，每天左右手各按一下，位置在手心向著天花板的時候，在手肘彎彎的橫紋上，大拇指這條線上就是這一個穴，你輕輕按個 3 分鐘到 5 分鐘，一面按一面把脖子搖一搖動一動，自然的脖子的血液循環就變好了，頸動脈的血液就流通到頭腦去，頭腦裡的血液供應足夠，血壓自然就降下來了。

另外，如果無法精準按到穴位的人，教你一招：用「敲」的，敲的時候它不需要定點，有的時候敲到上面一點，有的時候敲下面一點，有時候就敲到真正的穴位，因此就有這個效果。

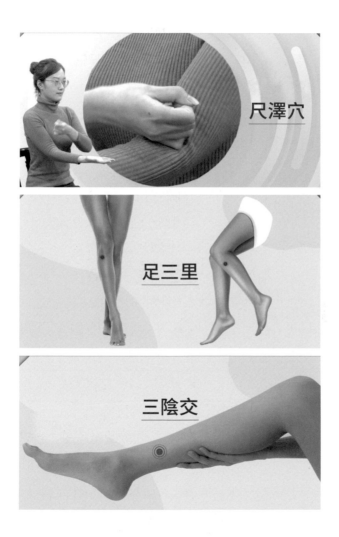

尺澤穴

足三里

三陰交

除了尺澤穴以外，還有兩個可以增強血液循環的穴位，一個是足三里，一個是三陰交。足三里、三陰交也是可以敲一敲，這樣敲的話，就有機會敲到穴位了，多敲這兩個穴位可以保養身體、延年益壽。

不過，還要提醒一下，三陰交是孕婦的大忌。如果懷孕了的人，記得不要敲、也不要按摩三陰交。

小常識

中風之前大約 1 至 4 個月，小腿前邊的脛骨會有酸重麻的感覺，久久才解除，這是中風的前兆。立刻灸 2 腿的「三里」和「絕骨」穴，各 3 壯，共 4 個穴位。再用「生蔥、薄荷、桃葉、柳葉」煎湯淋洗；如此能將「風氣」從瘡口驅逐出去。

《針灸大成治症總要》原文：一論中風，但未中風時，一兩月前，或三四個月前，不時足脛上發酸重麻，良久方解，此將中風之候也。便宜急灸三里、絕骨四處，各三壯，後用生蔥、薄荷、桃柳葉，四味煎湯淋洗，灸令祛逐風氣自瘡口出。如春交夏時，夏交秋時，俱宜灸，常令二足有灸瘡為妙。但人不信此法，飲食不節，色酒過度，卒忽中風，可於七處一齊俱灸各三壯，偏左灸右，偏右灸左，百會、耳前穴也。

身體寒冷型高血壓

　　造成高血壓的第三種情況，就是天氣冷也會血壓高。《黃帝內經》講「虛邪賊風，避之有時，恬淡虛無，真氣從之，精神內守，病安從來」。

　　虛邪賊風是什麼？就是寒冷啊、風啊等等，風火濕燥寒過度了就叫做虛邪賊風，你在遇到過分的虛邪賊風來時，最好就避開它。恬淡虛無真氣從之，是什麼意思呢？恬淡虛無講的是情緒，讓自己隨時保持一顆很安詳平和，什麼都不在乎的心，就叫做恬淡虛無。在恬淡虛無的時候，真氣會跟著你的情緒而動，這個時候，精神內守，病就不會干擾到你了。

　　為了讓體內的熱保持在身體裡面，身體四周、周邊的血管就會收縮，血管一收縮，本來是 L 尺寸的，就變成 S 尺寸，也就是血管變細了，血液就流通的比較少，因此，手腳就會冰冷。

　　除此之外，周邊沒有血液去供應，所有的血液就留在大血管裡，因此，你量血壓當然是高的，天氣冷了會血壓高，怎麼辦呢？很簡單，不要立即吃降血壓藥，天氣冷血壓高，你只要多穿一件衣服或者喝一杯熱湯，

讓身體暖了，讓血液流到周邊去，血壓就自然降下來了，不是很棒嘛，為什麼一定要吃降血壓藥呢？

只要多穿一件衣服或喝一杯熱湯，讓身體溫暖，周邊變細的血管，恢復到正常的寬度，血液平均輸送到所有的血管中，血壓自然就降低了。

根據美國心臟學會，高血壓治療指引，它說在平靜狀態下，測量血壓，連續兩週之內只要有 3 次以上的血壓高紀錄，就要判定為高血壓。假如第一次量血壓時，剛好是生氣後去量血壓；第二次量的時候，剛好那時天氣比較冷，量起來血壓高；第三次剛好是緊張血壓高。哇！剛好你 3 次量到的都是這 3 種情況引起的血壓高，醫生就開給你降血壓的藥，這樣就不是很好。

天冷了穿件衣服就好，為什麼一定要吃降血壓藥呢？你生氣了就會血壓高，那你為什麼一定要生氣呢？緊張了血壓高，那麼你為什麼要緊張呢？就把生氣緊張這些情緒上面的問題，用恬淡虛無的心情來對待，不就能夠降血壓了嗎？

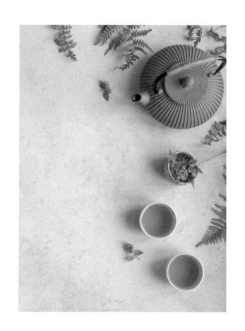

我們要解決的是這些原因

而不是一味去降血壓

血壓高其實是給你一個提醒

這個高血壓殺手也可能是提醒你的一個助手

這樣子不是很好嗎

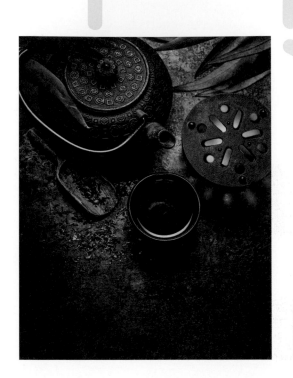

調動身體能量
提高免疫力

每年從 10 月到隔年的 3 月，
正是流感爆發的高峰期，大人怕自己得流感，
更怕小孩也得到流感。
很多媽媽都很害怕，例如：
家中老二只要一生病就唉唉叫、發燒咳不停，
好不容易照顧一星期，老二身體快要好了，
結果，老大卻被傳染了……

　　流感來襲時，我們需要提高身體的保護力。今天，
要教大家預防流感，提高免疫力的 5 個妙招。

第一招：2 大穴快充 3 分鐘

　　第一個穴位就是「曲池穴」，它的位置是在手肘上，
當你把手心向著自己身體的時候，在手肘橫紋旁邊很
大的洞就是「曲池穴」，小孩發高燒的時候，爸爸媽媽
替小孩按一按「曲池穴」，調動小孩自己的抗病能力，
就能夠殺死病毒。

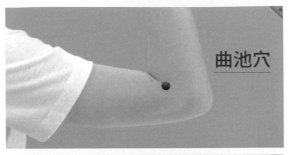

曲池穴

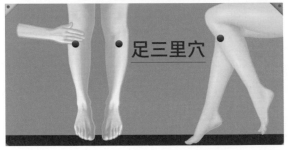

足三里穴

　　輕輕的按壓，會有一點點痠痛，自己試試看，按個2、3分鐘吧。

　　第二個穴位，大人可以按「足三里」，注意！20歲以下的人盡量就不要按壓這個穴位，為什麼？「足三里」有可能會阻擋孩子長高，阻礙發育能力。

　　這一個穴道在膝蓋下頭，在膝蓋有兩個膝眼，外邊的叫外膝眼或叫「外犢鼻」，外犢鼻下四個橫指，你只要正坐就可以摸到這個穴道，用你的手心按一按，你也可以用手敲敲足三里或者用腳跟按壓足三里。

　　先生可以幫助太太按，拍打 3、5 分鐘，早晚各一

次，同樣的，太太也可以幫先生按一按，多做也可以的。

第二招：一湯一粥 增強抵抗力

教媽媽們 2 道食療調動身體熱能，讓身體發汗，排出毒素，恢復身體正常的運轉能力。

紅糖薑湯

紅糖薑湯能使身體溫暖，增加能量，活絡氣血，加快血液循環。若是得熱性感冒的人，可不可以喝？可以喝，但是，要比較淡一點才好，如果你喝起來感覺很辣，那就表示說不要喝。

薑豉粥

在低溫之中，許多人生病感冒掛病號，一碗薑豉粥是治感冒的特效藥，可以排掉寒氣，讓身體暖暖的。把薑、豆豉、白米一起煮成粥，溫中補胃，發汗解熱，並且緩解感冒、頭痛、發燒等不適的症狀，加速病痛快速遠離。

流感自救法

已經得了流感怎麼做？你可以採用兩個方式自救，第一、沖熱水澡，沖熱水澡怎麼沖呢？用熱水沖背部，再喝一碗熱稀粥，蓋上被子出個汗，那就可以了。

第二、還是沒有康復的話，表示你身體實在是很寒了，你去找中醫師，中醫師會根據你的情況診斷，是因為身體太寒而有實或太寒而有虛等等，對症下藥。

「樹頭若固穩，不怕樹尾有颱風」，你的身體健康，身體才能壯實耐力強。季節變化或流行病蔓延的時候，比別人多一些抗病的能力，這樣才好。

第三招：喉嚨痛怎麼辦？

出現喉嚨痛，用現代醫學的講法，就是喉嚨發炎腫痛，一杯菊花茶、甘蔗汁、楊桃汁都能夠緩解喉嚨痛。

現在手搖飲料店也有賣楊桃汁、甘蔗汁，很方便購買，對我們的喉嚨也有幫助，感冒的時候尤其適合飲用。

有一個處方叫白茅根冬瓜茶，白茅根是一種茅

草的根，你去中藥房買 2 兩白茅根，加上冬瓜糖，用 1000ml 的水煮滾，煮個差不多 10~20 分鐘就可以了。

另外，還有一個處方，用可樂或沙士加點鹽巴來喝，很多人只要得到一點點感冒的症狀，吃點這個就可以改善。

第四招：2 道抗寒強身暖湯

喝碗四君子湯 補一補氣血

中醫的想法，氣血是最重要的基礎。中醫用四君子湯補氣，用四物湯補血。四君子湯治療的症狀，反而很像我們現代人講的「貧血」的症狀。

雖然說女人應該吃四物湯補血，但是也可以燉一碗四君子湯吃吃看，給自己補一補身體。四君子湯只有 4 味藥，就是人參、白朮、茯苓和甘草。

你可以把人參改成為人參鬚、東洋參、西洋參，大部分的人喜歡用西洋參來代替人參。人參或西洋參都可以補氣，白朮健脾，甘草能增強免疫力，茯苓利滲水。

一個人吃的話，人參 1~2 錢，白朮 1~2 錢，甘草 1

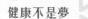

錢，茯苓 1~2 錢，如果是兩、三個人吃，你可以酌量多加一點，想要更美味的話，可以加點肉片或者排骨一起煮。

先把人參、白朮、茯苓、甘草用小火慢煮，煮個 30 分鐘之後，取出藥湯，加入剛剛講的這些肉片、蔬菜。肉片可以用羊肉片、豬肉片或豬排骨都行，再加上一點高麗菜、山藥，蔬菜的鮮甜味，使藥材的味道變得很好，也不會有很重的藥味，是一道老少咸宜的藥膳補方。

如果是吃素的人，同樣的食材、藥材，不加肉就可以了，每個月補 1~3 次。

公婆吃了都比讚的八珍湯

秋冬，氣溫比較低，特別是年紀很大的老人家，早上還好好的，下午就覺得頭痛、肌肉痠痛、四肢無力，常常要帶去醫院掛急診。

教你煮一道八珍湯，幫助老人增強抵抗力，身體比較有力氣，八珍湯就是四君子湯加四物湯，我們還可以加一點點更好吃的食材進去。

食材：雞腿 1~2 隻，黨參 20 公克，熟地、白朮、

茯苓各 15 公克，白芍 12 公克，川芎 9 公克，當歸 6 公克，還有炙甘草 6 公克。所謂炙甘草就是甘草加蜜炒過的，紅棗 4 個，生薑 3 片，用電鍋煮，內鍋裡放入八珍藥材、雞肉，加入開水，讓水淹過食材就可以了，外鍋放 2 杯水，按上開關，等到開關跳起來，靜置 10 分鐘就可以取出，最後，加一點點鹽調味。

　　每個月補一次，八珍湯能夠調補氣血，調和五臟，使五臟健康。公公的身體變有力，婆婆的臉色也不蠟黃了，頭髮有光澤不乾枯，氣色紅潤，心情開心，就不會老抱怨自己身體老了沒有用，看事情都很悲觀，不會常常埋怨，還能夠幫忙帶小孩。

第五招：靜坐活化大腦

　　我是一個喜愛冥想靜坐的人，每天都會靜坐，迄今超過 20 年，各位當爸爸媽媽的，不妨帶孩子一起學習靜坐，受益無窮喔。

　　在英國有 370 所中小學，讓學生上靜坐課程，結果，這些孩子們情緒穩定，專注力提高，學習理解功課的能力也提高不少。

　　靜坐有兩大好處，一可以打通經脈，二可以製造較

多的抗體。靜坐的時候，全身處在非常放鬆的狀態，能夠打通身上所有瘀堵的經脈，讓氣血流通得更加順暢；增強較多的抗體，舒緩疼痛，提升免疫力，降低得病的機率。

神經學家拉扎爾在研究中發現，長期靜坐的人，到了 50 歲腦部的反應能力跟活動力，就跟 25 歲的年輕人一樣。美國有一項研究顯示，靜坐 29 分鐘，可以改變腦波，在進行決策時減少錯誤。

你可以用簡單自在又放鬆的姿勢，確定自己能夠盤坐一段時間，可以坐在椅子上或盤腿坐在軟墊上。初學的人，可以從幾分鐘開始，例如：有的人連一分鐘都沒辦法盤的，那你可以從幾秒鐘開始，假如能夠盤個 1 分鐘、2 分鐘，你進步了再盤 5 分鐘、10 分鐘，慢慢加長時間 20 分鐘、30 分鐘或者更久都可以。

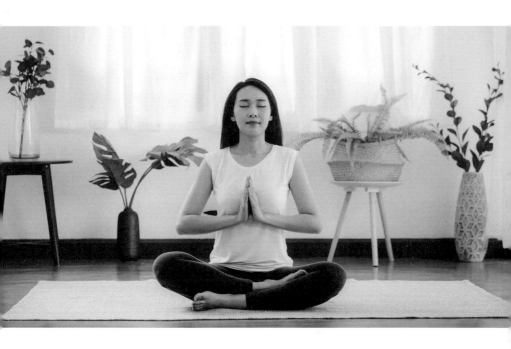

這麼多種調動身體能量的方法
來提高免疫力，哪個最好呢？
不管你按壓穴位、利用藥物或藥膳
急性的使用或每天都營養補充
都是靠懂得穴位知識、懂得補養藥物藥膳
如果沒有這些知識就難以做到，對不？
胡醫師最推薦的還是最後這一招——
靠「靜坐」，活化大腦。您認為呢？

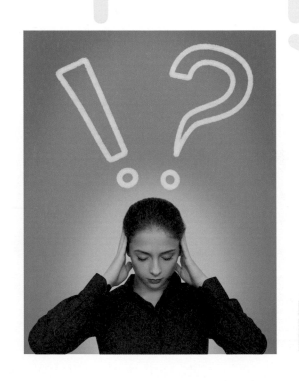

敲敲大腦防失智
助你記憶力升級

阿義是一個 30 歲不到的上班族，
好幾次騎車外出談公事，談完事情之後，
竟然找不到自己的機車了，找了老半天還是找不到，
最後，只好跑到警察局先報案，
結果一查，機車就在原地……
你是不是常常出了門才想到，
「啊！糟糕！我手機、錢包，怎麼忘了帶？奇怪，
東西明明放在這裡，怎麼搞的，找不著了呢？」
怎麼年紀輕輕就常忘東忘西呢？

　　現代人，記憶力早衰，常常都是累積了許多工作的
壓力，長時間加班、熬夜、作息不正常，用腦過度或長
期疲勞等等，他的身體沒有獲得充足的休息。記憶差，
長期不處理的話，小心有失智的風險，那該怎麼辦呢？
　　跟大家介紹幾個好方法，敲敲大腦防失智，每天
15 分鐘，讓記憶力加分。兩種護腦湯品，用喝的就能
照顧全家人的健康。多吃 3 種食材保護大腦不生銹。

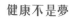
敲敲大腦防失智

我們的頭頂正上方，有個「百會穴」，就在兩個耳朵的耳尖交匯的中間位置，「百會穴」旁開有「四神聰穴」，一共有四個。（四神聰穴位於頭頂正中央，前後左右各一寸處（大約拇指尖到拇指橫紋的長度），總共有四個點，能緩解頭痛、頭暈、失眠、健忘、中風。）

你用手就敲一敲或用木頭梳子、牛角梳子敲一敲這些穴位，能增強你的記憶力。開車的人可以利用等紅燈的時候，或者塞車的時候，你就這樣敲一敲百會、四神聰這些地方，或按壓穴道。出差時，搭長途的飛機或高鐵時，都可以隨時的做一下子，就能夠照顧好你的記憶力。

還有一個增強記憶力的穴道叫作「神門穴」，在手上面，心經就是在小指頭內側。當仰掌時，小指頭向內側走上來的這一條脈，就叫作心經。而心經上頭在手腕橫紋上的就是「神門穴」，可以在「神門穴」上壓一壓。

它既然叫作神門，就是神經過的一個大門，所以神常常走過，你自己的精神都叫神，與天互相通的，這個道路也叫作神，所以這個神門，讓你能夠安靜，睡得好，同時也可以讓你的記憶力變好。

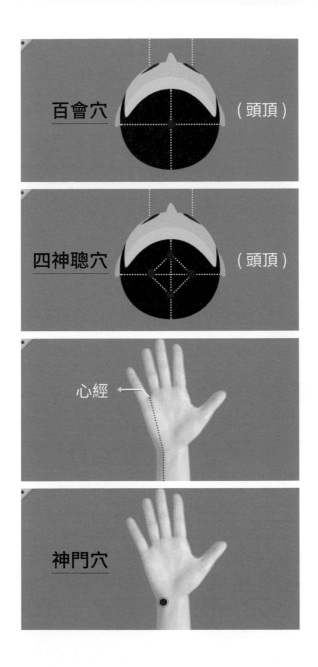

百會穴　　　　　（頭頂）

四神聰穴　　　　（頭頂）

心經

神門穴

　　另外，幫助腸胃吸收消化力變好的還有一個穴，這個穴叫「足三里穴」，足三里穴是身體最大的一個穴，很多人都知道這個穴道，在腳的上面就是外膝眼往下大概 4 個指幅的位置。

　　可以常常壓按足三里穴，左邊或右邊都可以，對記憶力都會有幫助，為什麼呢？當人身體的消化吸收能力變好，身體充滿所需要的營養成分，在腦子裡就會形成一個最好的狀態，這個時候記憶力也會變好。

Q 小妙方

鼻樑的上面，眉心和髮際的中心點，有個穴位，叫做「思維」。試試很輕的敲擊它，記憶力和思考推敲的能力，都可能大大的提升！

每天 15 分鐘，讓記憶力加分

我們吸收進來的知識，就是 Input，最後，要變成 Output 出去，中間需要一個非常重要的步驟，就是放空。敲一敲穴位，或常常運動也能夠讓腦袋變空，變空的時候，大腦就開始做整理了。每天花 15 分鐘、20 分鐘快走一下或騎腳踏車，不但可以強化你的心臟健康，降低記憶力衰退，也能活化大腦。讓你在上班的時候，邏輯表達能力變更清晰。

另外，打坐或靜坐時也會讓人頭腦放空，空的時候，大腦就會開始進行整理。當聽比較慢節奏的音樂時，例如一秒一拍的音樂，讓自己安靜，安靜就能讓學習力或記憶力變好。有時，我在看診的診所裡，播放 Youtube 頻道、一個叫做「寧靜樂海」的音樂節目，診所就變得越來越安靜，小孩子坐在那裡，本來是很吵的，也逐漸不吵了。

我在聽慢速音樂的時候，自己就覺得壓力越來越小，壓力一小，腦中的海馬體就變成海綿一樣，是放鬆的海綿，這時，外邊進來的知識，就容易記住了。

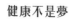

兩種湯品，喚醒沉睡的記憶力

龍眼蓮子粥

龍眼蓮子粥，這道粥給小孩當下午的點心或宵夜都很好，讓頭腦空出比較多一點的空間，海馬體就變大，記憶力也就會變強，小朋友讀書讀到很晚肚子餓的時候，可以煮一點龍眼蓮子粥給他吃。

食材有紅棗 5 公克、龍眼 15 公克、糯米 30 克、蓮子肉 15 公克，加在一起煮成粥，補脾胃又增加記憶力，為什麼呢？龍眼跟蓮子，一個是幫助記憶力，一個是補脾胃，龍眼肉可以使記憶力更聰敏、能力變強；蓮子，可以讓你的頭腦安靜；紅棗跟糯米有厚實脾胃的功用，這個處方可以使你的頭腦漸漸清晰，能夠做很多的事情。

益智凝神羹

益智凝神羹，它是用核桃肉、茯神、酸棗仁、龍眼肉和銀耳煮成的羹。核桃像我們的頭腦，吃形補形，是補頭腦的；茯神是所謂的抱心木，抱著一個薄木或

是松木的根，長出來真菌類的東西，
對心有幫助，也能夠幫助睡眠；酸棗
仁是一個幫助睡眠的藥物；龍眼肉可
以抑制、幫助頭腦記憶，還可以補脾
胃；銀耳先浸泡幾 10 分鐘後，撕成小
片，和其他食材一起放進鍋中煮一煮，
等它溫涼的時候，就可飲用，銀耳又
可以補充膠質，所以身體的關節也會
比較俐落。

Q 小妙方

趁著中午剛剛吃完中餐，正在
休息的一小段時間，讓舌頭在
口腔內上上下下左左右右，攪
動一下。試試看，除了生津止
渴的功效之外，還能清心火
哦。

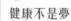

讓記憶力不減退的好食物

南瓜

南瓜可以幫助讓記憶力不減退，南瓜含有胡蘿蔔素，有很好的抗氧化能力，除了這個以外，它還含有硒，能保護視力。

草莓

草莓具有保護大腦不生銹的功效，含有花青素，能夠有效阻止腦部老化。因為草莓很容易受到病蟲害的影響，常常會灑不少的農藥，所以買草莓的時候，要注意找有機的才好，在清洗的過程中，也要洗乾淨才食用。

雞蛋

雞蛋能使你的精神、腦力都活躍起來，有保健的作用。雞蛋的蛋黃裡有一點點膽固醇，不過，含量不是很多，最重要的是它有豐富的卵磷脂。

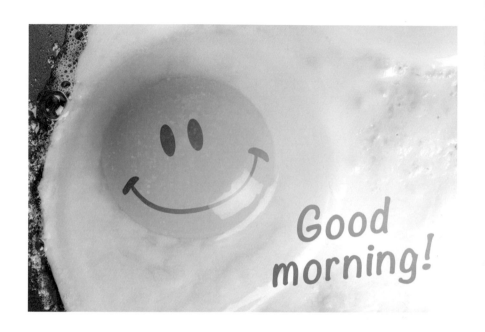

在這個凡事都競爭的時代

記憶力太重要啦

練習隨時看一個風景、看一個影像

立刻閉眼回憶，剛才看過的那個風景或影像

是不是能清晰的倒帶想回來

常常練習，說不定一兩個月後

記憶力就「咻」，像拖拉庫的容量一樣那麼大

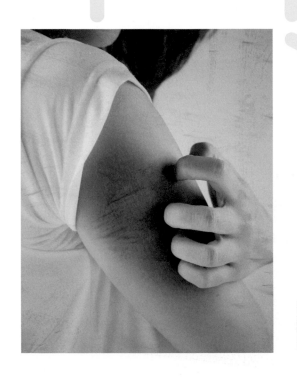

皮在癢？
如何擺脫過敏、
濕疹、牛皮癬

天氣越來越冷，洗澡水開的溫度也越來越高，
把身體天然保護層的油脂都洗掉了，
皮膚也變得容易乾癢，有時候還會發紅，
導致我們出門上班時，在同事、客戶面前一直抓
一直抓，很不好看，可是不抓又很癢很難過。
你皮在癢，這邊也癢那邊也癢，全身抓得紅腫
脫皮，皮膚又乾又癢，很多人都有這個問題。

　　長時間待在廚房，從事餐飲業的朋友們；常常要碰
水的美容師、美髮師，冬天到了，皮膚變得又乾又癢，
甚至出現富貴手。不管怎麼樣，事情還是得做，手還
是要碰水，手指乾裂一碰到水就飆淚了，學會這幾個
穴道，按一按、敲一敲對止皮癢都有幫助。

4 穴位 止癢消除皮膚病

　　曲池、血海、肩髃、三陰交，這四個穴位，可以幫
助解決癢的問題。「曲池穴」在哪一個地方呢？當你的

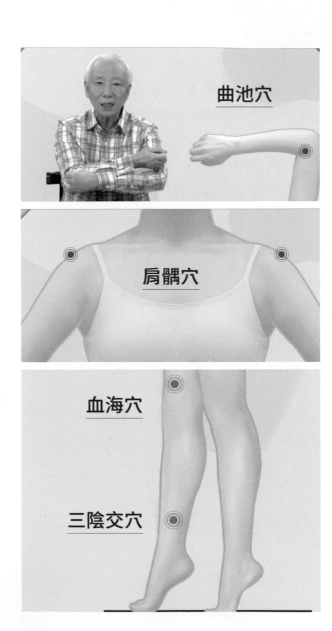

曲池穴

肩髃穴

血海穴

三陰交穴

手心向著自己的時候，在手肘彎上，這一個穴就叫「曲池穴」。你可以自己握拳敲一敲，「曲池穴」在古書裡講，它可以用來治療皮膚病，用現代話來講就是治療免疫能力變差所引起的皮膚病，所以，你可以常常按按這個穴。再來這個「血海穴」，很容易找得到，「血海穴」就在腿膝蓋，膝蓋往上一點，在內側的地方。

　　第三個是「肩髃穴」，在手臂跟肩交會的骨頭關節處。第四個是「三陰交穴」，位置在腳內踝往上 4 個指頭橫幅的長度，我曾經利用曲池、肩髃、血海跟三陰交，治療很多人全身各處癢的問題。

　　30 年前，我的岳母在國外，有一天她走在草地上，結果被不知名的毒蟲子給弄得滿身、滿腿都是紅點點，癢到不行，當時那裡的家庭醫師怎麼治也無效，換了許多種藥都沒用。恰巧，我有一個機會出國，到了我岳母住的地方給她扎了幾針，大約一個星期，全部都好了。所以，皮膚癢的時候，敲一敲這些穴道也都很好。

檸檬白木耳飲 幫助皮膚水噹噹

　　適合皮膚容易乾燥、暗沉的人，檸檬它可以清熱、有化痰止咳的作用，以現代的醫學來講，檸檬含有非

常高的維他命 C，再加上白木耳能夠滋陰潤肺，檸檬白木耳飲如果有加糖，一天喝一杯就好，不要喝太多，以免體重增加。

食材：檸檬半顆、白木耳 10 公克、冰糖，將白木耳放在鍋中煮，煮好後，再加一點檸檬汁、冰糖進去就可以了，台灣的便利商店也可以買到小瓶裝的白木耳檸檬水，萬一真的沒時間煮，這是個懶人的好方法。

多吃清熱利濕的食材 容易上妝

秋冬的皮膚比較容易乾燥、易脫皮，上妝的時候，很容易掉妝，建議皮膚乾燥的人，平時多吃清熱利濕的食材或藥材，像是綠豆、絲瓜、冬瓜，都能夠養護肌膚。你可以煮綠豆薏仁湯來保養肌膚，不但能夠舒緩乾癢，並且能夠使皮膚獲得滋潤，變得光滑細緻，就自己煮一煮來喝吧！

濕疹、乾癬、牛皮癬 有解

有觀眾問我濕疹吃什麼可以改善？許多人以為濕疹的皮膚乾燥，是因為身體缺水了，拼命的灌水，越

灌那個水越沒辦法留在身體裡頭，皮膚仍然是乾燥，你皮膚乾燥是因為皮膚上的保護層沒有了，多喝水是沒啥用的，可以試試喝清熱利濕茶。

清熱利濕茶

茯苓 15 公克、白朮 12 公克、地膚子 10 公克、牡丹皮 10 公克、甘草 5 片，這些藥材洗乾淨了以後，先泡一泡，泡差不多 20 分鐘之後，再倒 800 到 1000ml 的水，水煮滾了之後，再用溫火煮，差不多 15~20 分鐘，把藥材拿掉，這個藥汁在一天裡面慢慢喝，一個星期喝一次，但是，身體虛寒的人或者女性在生理週期，也就是月經期，暫時不要喝這個茶。

三豆湯

三豆湯是一個濕疹食療方，可以加點糖比較好喝，三豆利濕粥或三豆利濕湯都是一樣的，就是紅豆、綠豆、黑豆這三種豆子，加一點點米一起煮成粥，它很適合給正在準備大考的孩子當點心吃。

在準備大考的時候，有些孩子壓力大，滿臉、背部

都長青春痘。如果能吃三豆湯或者三豆利濕粥，就可以消掉青春痘，讓皮膚不癢而且讀書更專心。

綠豆它能夠清熱，加上米跟紅豆，可以利濕排水氣，黑豆能夠解毒，那三豆加上白米煮成粥，長期服用，對於身體出現的熱疹或濕疹都有很好的食療效果。

綠豆、紅豆、黑豆、生甘草適量，可以隨意抓一點，你只要把它浸泡 30 分鐘，把所有的食材放在電鍋煮一煮，每天持續的吃一吃，這就很好了。

大麥湯

有一個病例，他雙手都發紅，嚴重的脫皮屑，超過十年，讓他十分的困擾，跑遍醫院都不能夠治好，兩隻手幾乎天天都在長皮屑，有時會癢得受不了，乾裂得很嚴重，甚至皮開肉綻，痛的不得了。

其實有一個辦法，這是在清朝《醫宗金鑑》裡，有一個處方非常簡單，用大麥 1 升熬湯，先薰後洗，什麼叫先薰後洗？就是它在燒煮的時候，會有蒸氣冒出來，身體發癢的部位，就用那個蒸氣薰一薰，薰完了以後，等到這個水比較涼一點，用來洗發癢的地方，這叫先薰後洗，它可以洗牛皮癬，也可以拿來洗異位性

皮膚炎，還可以洗其他的癢。再擦一個叫作「三妙散」的處方，它可以滲濕殺蟲。三妙散就是：生蒼朮、生黃柏、檳榔，各等分，煎湯洗患處。

啟動你的自癒力

中醫古時候講的殺蟲，殺什麼蟲？就是殺細菌、黴菌，「牛皮癬」是一種免疫上的問題，自體免疫的問題；是用自己的免疫能力去攻擊自己的身體，那癬呢？看起來是乾乾硬硬的，它叫「乾癬」，它很硬又像牛皮一樣，所以也有人叫它叫「牛皮癬」，其實在學名上叫「白屑病」，會脫皮屑。

我自己以前也發生過好幾次，有一次，一整個小腿一大片都是，然後一抓的話就破，流血、流膿，家裡的地板上，都被小腿流出來的膿啊、血啊沾染了，滴滴嗒嗒的，非常嚴重，我當時只曉得抓癢，越抓就越嚴重。

後來，我想到一個辦法，皮膚科醫生治皮膚病會用抗生素、止癢劑或類固醇，不過，抗生素殺不了皮膚上的黴菌，而類固醇只是止癢而已。

既然，皮膚科是用止癢的方法，那麼，假如我不用任何的方法，我只要忍住不抓，可不可以呢？於是，我

就盡自己的努力，忍。很大一片像癬一樣的瘡，流水、流血不止，卻在忍它個 3 個月完全不抓之後，它真的完全消失了，連那個疤痕都看不到。

這其實是運用人體的自癒能力，假如你能夠忍住不抓，因為抓的時候，容易破皮嘛，你忍住不抓，就不會有更多黴菌、細菌感染，就不會惡化不會發炎，別輕忽自己的自癒力。

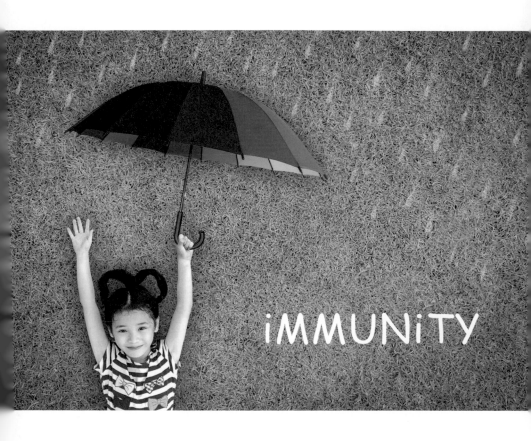

iMMUNiTY

其實啊，不摳不抓，它就自己會痊癒
自癒力就是自己身體一種非常好的適應能力
例如人的喉嚨突然有痰時，就想咳嗽咳掉
這就是啟動了自癒的能力
或許，見到人打噴嚏，這也是自癒能力的一種展現
幫你抵抗那些外來不好東西的一種能力

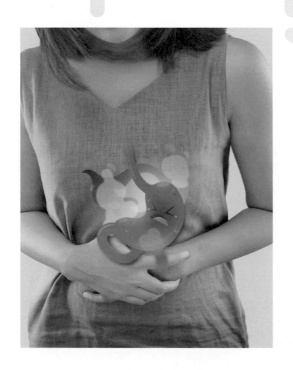

三餐定時定量
擺平胃食道逆流

有一句廣告詞很夯，

「喝咖啡，吃甜點，讓你胃食道逆流嗎？」

有的人吃完飯後，一陣嘔酸，

胸口像有一把火在燒，台語說「火燒心」，

「半暝攏無法度睏」，早上起來，嘴巴會苦會酸，

小心，這些就是胃食道逆流在作怪，

要是長期不解決，可能會得到食道癌。

　　咳嗽、喉嚨卡卡的、氣喘噓噓，覺得不是感冒，可早上起來嘴巴就感到苦啊、酸啊，小心！這可能是「胃食道逆流」。

什麼是胃食道逆流

　　食道跟胃之間有一個「賁門」，若賁門無法閉合完全，胃中的酸性物質容易倒流到食道中，甚至還可能到氣管，而賁門的開關是由下食道的括約肌管的。

　　一旦下食道的括約肌張力低下或已經鬆弛，無法維

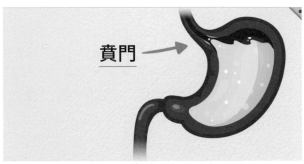

賁門

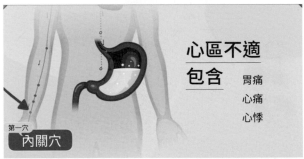

心區不適
包含 　胃痛
　　　心痛
　　　心悸

第一穴
內關穴

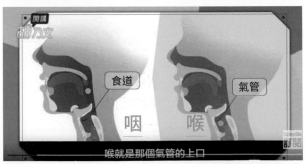

開講
胡乃文

食道　　氣管

咽　　喉

喉就是那個氣管的上口

持正常功能時，胃食道逆流就來了。

中醫科的書裡講「吞酸」，就是胃口酸水沖擊於上，胃口的酸水，往上沖擊，以致咽嗌之間；也就是在咽跟喉這地方。食道的上口叫「咽」在後方，氣管的上口叫「喉」在前面。在上面縮進去的地方叫咽喉，衝擊在咽嗌之間的胃酸吐不出來，吞下去時會覺得有一股酸味，古人叫這種情況為「吞酸」；古人的觀察認為，一但刺激到了心，就出現「吞酸」狀況，若是吐出來也會有酸味，就叫「吐酸」。

胃食道逆流有多痛苦？胸口灼熱、胸痛、吞嚥困難、喉頭有異物感，噁心想吐；牙齦會痠痛，因為吐出的酸水可能會接觸到牙齒；聲音沙啞、口苦、口臭、咳嗽、氣喘，甚至於心悸，嚴重的時候，會讓人坐立不安，甚至於影響情緒、工作，那是非常痛苦的。

一指神功按 3 穴位 預防胃食道逆流

胃食道逆流會讓你吃不下睡不好？有 3 穴位能緩解胃食道逆流，這 3 穴位，每個用大拇指按 10 下，交替輪流各按 3 次，可預防胃食道逆流。這 3 個穴就是內關、神門、足三里，具有降低打嗝、幫助活血止痛的功效。

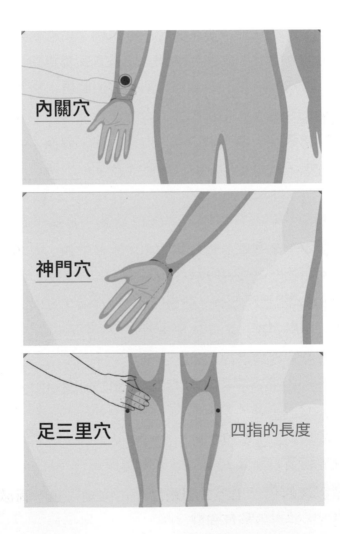

內關穴

神門穴

足三里穴　　四指的長度

　　「內關穴」、心包跟這個心附近的心區有關，只要是心臟的毛病，都可以按「內關穴」或胃賁門附近，有不舒服的情況按摩或扎針它，能夠很快的使心區獲得緩解。

　　神門穴主要有 2 個作用，可以治心臟疾患和心神疾患，令人安靜。再加上足三里穴；＜馬丹陽天星十二穴＞中講足三里穴善治胃中寒，意思就是治胃寒。大部分吞酸、吐酸的人都是胃寒。有的人會想，有酸、有燒心感不是熱嗎？出現火燒心應該是熱才對，不是的，你在足三里穴刺激了以後，胃一溫了，反而吞酸吐酸的疾患卻好了。

　　內關穴在手腕後面 3 個指頭的長度，輕輕壓按，用拇指壓就可以了。神門穴，在手腕的橫紋上，小指跟無名指之間這一條線的延續上頭，跟手腕交會處叫神門穴，神門穴扎針的時候，會有麻麻的感覺，用手按的話，會有痠痠痛痛的感覺，但是痠感比較重。

　　足三里穴在外膝眼，這膝眼有兩個，內膝眼、外膝眼，外膝眼（犢鼻）往下 4 個指頭的長度，你可以用手輕輕搥它，也可以輕輕的敲一敲，就可以得到刺激，當然，也可以用大拇指去按壓，甚至於你可以用左腳跟壓右邊的足三里，右腳跟壓左邊的足三里，刺激足三里穴，能有效紓解胃酸。

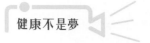
四神豬肚湯、高麗菜 讓脾胃消化更好

在台灣民間非常流行的一個湯方「四神豬肚湯」，豬肚就是豬的胃，我們中醫有趣的地方是「以形補形」，用豬胃治胃病，用豬心治心病，非常有趣。

材料有豬肚半個，用四神湯一同燉煮，四神湯就是由茯苓、芡實、蓮子、山藥等四味組成，在台灣多半會多加薏仁，也叫四神湯。

另外，還有一個食材是高麗菜，常常生吃高麗菜，會有甲狀腺腫大的問題，不過，把它煮熟後，可改善或預防胃潰瘍、十二指腸潰瘍的問題。

三餐定時定量 睡前 3 小時不進食

要讓胃食道逆流跟你完全不相干，就要三餐定時定量，不要經常過飽或餓過頭，有的上班族常常三餐不定時，這是非常不好的事，盡量讓自己定時定量。

有的時候，三、五個朋友就會一起邀約，「走！我們去吃自助餐」，599、799 吃到飽，結果，吃得太飽太過度，那也不行。

所謂定量就是能吃多少就吃多少。以下是我經常發

生的經驗：我常常被請去演講，主辦單位請我去吃昂貴的自助餐，我只少少吃一點。請我演講的單位可能會覺得，「哎呀！你就吃這麼一點點，這一餐我們可是花很多錢的！」

我就只吃我自己能夠吃的量，為了健康不多吃，還有，三餐不要過飽也不要過餓，這樣的話，可以解除胃食道逆流。

三餐能夠正常，而食量也固定，不放任自己暴飲暴食，再加上睡前 3 小時不進食，連宵夜也都要戒掉，這樣做會使胃食道逆流情況減少很多，還能減肥，這是摸蜊仔兼洗褲、一舉數得的事。

遠離胃酸 不熬夜不傷肝

盡量在晚上 11 點以前就睡覺，不要熬夜，熬夜容易傷肝，夜間 11~1 點，是「膽氣流注」的時間，夜間 1~3 點就是「肝氣流注」的時間，熬夜的話，傷了膽、肝，肝和胃又有連帶關係。因為肝為木，胃為土，如果傷了肝，脾胃就不好，而胃的消化是要靠膽汁來幫助消化的，這樣子就會把身體給搞壞，這就不行。

了解引起胃酸過多的原因是什麼，如果在這個原因

上面找尋，就能夠在根本上治療它。

蛋糕、麻糬這些甜食，偶爾吃吃有種幸福感，但吃得太多會導致胃酸過多，如果再加上喝杯咖啡，又情緒如果不夠穩定，造成更多的胃酸分泌，那就很麻煩了。治本的方法，其實就是，情緒穩定以及適當的飲食，吃這些東西要適量，不要吃太多。

對飲食不能夠節制的人，通常都喜歡吃甜的、冰的、炸的。如果你常吃這些的話，有辦法可以幫助消化的，就是喝些酸梅湯。不過，甜食、冰的、炸的、生冷的食物、生菜沙拉等等，最好還是盡量少吃。

要實在是太饞受不了，還是很想吃的話，只吃一種就好了。例如，只吃半塊蛋糕、半個麻糬，另外一半分給朋友吃，不是很好嗎？只吃一點點，慢慢改變自己的生活習慣，自然就能少吃了。

現代人的生活步調都很緊張，很多人三餐不固定，或習慣一面吃飯一面工作，每餐進食的時間可能只有 10 分鐘、15 分鐘，很容易導致腸胃疾病。

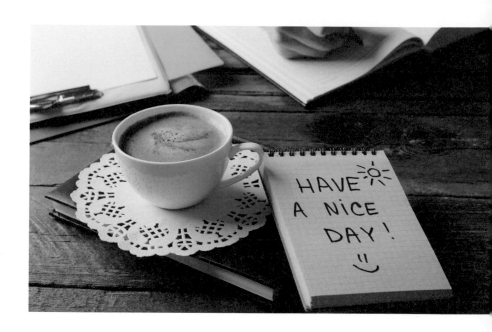

要改善健康問題其實就是

吃飯，就好好吃飯

工作，就好好工作

這麼簡單

一面吃飯一面工作，消化液分泌不足

難以消化食物，工作可能也做得不那麼理想

生活的方式修正一下就好

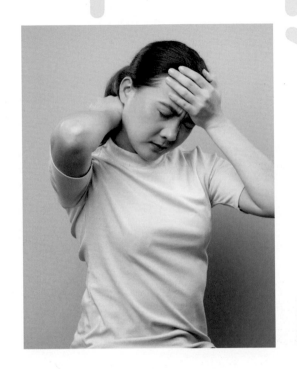

頭痛肩酸
可能得了冷氣病

小編：「胡醫師，如果
我們蓋厚被子，還開冷氣可以嗎？」
胡醫師：「當然不可以！」
冷氣房待久了，肩頸會變僵硬，還會引起頭痛。
經常在辦公室或在家裡，將冷氣風口直接對著頭
或後背吹，這都會讓你造成頭痛、肩頸僵硬。

長期待在冷氣房裏，身體容易疲勞，甚至於提早老
化，為什麼呢？因為在遇到冷的時候，人的身體會縮
著，這一縮，肩頸的地方就逐漸變得僵硬。冷氣如何
吹？才能讓身體舒爽又健康呢？

尺澤穴 輕鬆擊退冷氣病

人體的背部是督脈跟手足太陽小腸經和膀胱經所
經過的地方，它主管人身上的陽氣，如果一直讓背部
吹風，就會造成陽氣受損，因此，頭會容易又緊又痛

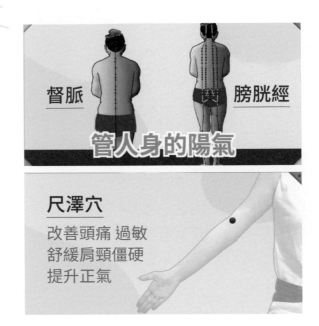

督脈　　　膀胱經

管人身的陽氣

尺澤穴
改善頭痛 過敏
舒緩肩頸僵硬
提升正氣

又怕冷，會有手腳冰冷的現象，免疫力也會下降，甚至一直出現感冒、過敏等症狀。

想要解決這種僵硬的情況，給大家建議按摩一個穴——尺澤穴。這個穴道可以治療什麼？例如：吹冷氣出現脖子僵硬時，按摩「尺澤穴」，很快就可以解決的。

尺澤穴是在手肘彎彎的橫紋上，大拇指這條線上。可以輕輕按壓，按壓的時候會很疼痛，那再搖一搖你的脖子就改善了，你不用手壓的話，你也可以拿一個圓頭的筆，或一根木棒子、按摩棒壓到這個穴，壓到的時候，搖一搖頭，你試試看，脖子緊緊的情況就立刻改善。

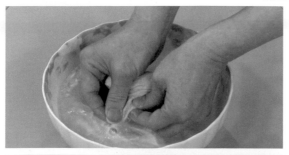

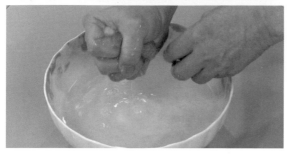

愛玉 控糖減重又清熱

「愛玉」是很好的清熱的食物，夏天的時候，小孩子都放暑假了，帶著小孩子一起來洗「愛玉」，不但增進親子關係，小孩子也會覺得蠻好玩的。

在洗「愛玉」的時候，這個手啊，十個手指頭，六個經絡，也就是陽經、陰經，六個經絡都在動了，讓這個孩子一面玩，一面又能夠做出自己喜歡吃的東西，倒是蠻不錯的。

我們常常在外頭可以買到愛玉冰來喝，「愛玉」就是用愛玉子洗出來的，它能夠利水活血，而且它的熱量很低，還能使人覺得清涼，它能夠促進腸胃蠕動，假

如不加糖的話，100公克的愛玉，熱量只有2大卡而已，很低很低，吃了以後，會有飽足感，對減肥也有幫助。

愛玉可以消除胃火、預防中暑。一些百貨店或在超市裡，可以買到愛玉子，買回來以後，放入一個布包裡，用冷開水洗，洗出來的愛玉，放在冰箱裡結成愛玉凍，吃的時候，加一點點糖、檸檬汁，好看、好吃又有香味。

薄外套 讓皮膚水嫩嫩

夏天猛吹冷氣會讓皮膚不光澤又乾燥，怎麼辦呢？最好是不吹冷氣，因為冷氣可能傷到身體，會把身體的水分給抽掉。所以開冷氣時，溫度不要太低，控制在攝氏26度上下，這樣子狀態最好。

在冷氣房裡，愛美的女孩子們要注意！冷空氣會帶走妳皮膚和呼吸道的水分。應該披一件薄衫，就可以避免皮膚被吹乾，令皮膚光澤又不乾燥。

睡覺冷氣這樣吹 3招關節不老化

風吹多了人容易生病。有可能你會覺得夏天常常一覺醒來就頭痛啊，腳還會抽筋啊，還有就是筋骨會痠

痛，甚至落枕、腰會閃挫等等，這些其實都跟吹電風扇或者冷氣的風口，對著人的身體直吹有關係。中醫的看法，人人都應該避開過度的風、火、濕、燥、寒。例如《黃帝內經》講：「虛邪賊風，避之有時」，就是說過度的風、火、濕、燥、寒，盡量的不要直接侵入我們的身體和經脈、筋骨、肌肉。

第一招 晚上睡覺冷氣定時

睡覺的時候，體溫是會下降的，人體的防禦能力也就會跟著下降，因此冷氣的溫度，最好是不要開得太低，盡量開在 26、27 或 28 度左右，大約在這樣一個範圍之內，吹 1、2 個小時之後就關掉。

我們現在的冷氣，大部分都有定時裝置，只要定時在 1、2 個小時就關掉，我家裡的冷氣就是定時 1 小時，最多 2 小時，這樣子的話，身體就比較不容易染患任何的疾病了。

第二招 長袖睡衣護關節

睡覺時，建議大家可以穿一個薄的長袖睡衣，所有

手腳的關節以及肌肉，不容易因為受寒冷入侵，就不
會造成骨頭關節痠痛、肌肉痠痛等等，不但如此，也
不容易讓關節老化，出現抽筋或關節痠痛的症狀。

第三招 循環扇 空氣調和助好眠

也可以使用一個循環扇。循環扇可以將房間比較低
下的空氣跟房頂的空氣，左右內外的空氣輕鬆的混合，
就不會因為某個地方特別冷，而造成了問題。另外，
電風扇，不要直接對著人身體吹，你可以把電風扇對
著牆壁，這個反彈的風再吹向人體，這樣就減弱風力，
舒適又省電。

冷氣吹出病 一碗熱粥治好了

中醫治病很有意思，用出汗的方式就可以治療許多
病。假如你在冷氣房待久了，脖子感覺很僵硬。你去看
醫生，也許醫生會給你開一個發汗的處方出點汗，情況
可以減緩。也可以喝個熱稀粥，出一點汗也會好了。

大約在 40 年前，我有一個同事，他的臉一邊冷一
邊熱，他來問我該怎麼辦？我是學神經學的，我一看，

就說這是交感神經和副交感神經不平衡了。這位同事的辦公室裡，冷氣直接吹向他的臉，長期下來，他就發生問題，他找好多醫生都沒辦法治。問我怎麼治？

既然是屬於交感神經和副交感神經的問題，交感神經亢奮會冷而無汗，副交感神經亢奮會發熱且有汗。那時，我剛學中醫不久，初學乍練。我想中醫的治療法，應該要用發汗法，而「桂枝湯」就是最好的選項。

他說：「我的職務低，沒有家庭，沒有廚房可以煮藥，那我這怎麼辦？」我建議他到我們的附屬醫院找醫師開阿斯匹靈吃，而且用熱水喝，喝完以後，用一個大被子蓋住身體，出點汗。果然，這個病很快就好了。

假如，你得了冷氣吹出來的這個頸項僵硬病，但是卻不想吃類似桂枝湯的處方發汗，怎麼辦呢？還有更簡單的辦法，就是喝一碗熱稀粥，喝完以後，蓋被子出個汗，就可以解決這個問題了。

頭痛的原因很多
有時治療很久都沒有效果，就是沒找到頭痛原因
如果是睡眠不足，補足了即可痊癒
如果是肩痠，把肩痠的狀況治好，頭痛也可以解決
夏天太享受冷氣，也是造成頭痛的原因
看來，把冷氣調一調，也許很快就自然痊癒啦

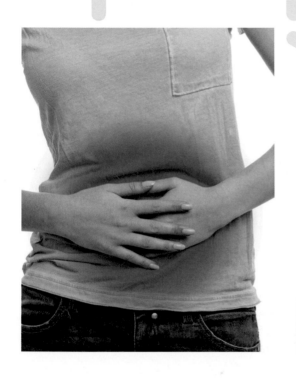

秘訣學起來！
三種腹痛都搞定

「宿便」也可能讓人肚子痛？

有一天，一位年紀輕輕的女孩來找我看病，

她跟我說：「我做了一件非常丟臉的事。」

我說：「為什麼丟臉呢？」

她說：「那天我肚子很痛，家人馬上把我送急診，

急診室的醫生給我拍了一個 X 光，他說我

滿肚子大便，只要通一通大便就好了。」

　　肚子痛怎麼辦？肚子痛先分清楚是「上腹痛」還是「下腹痛」？如果是上腹痛，可能是胃痛，如果是下腹痛的話，有可能是子宮痛、卵巢痛、盲腸痛、便秘或腹瀉痛。

　　來跟大家談一談盲腸、腹瀉，還有便秘這 3 種痛。

按摩 1 分鐘 把宿便排乾淨

　　說到宿便，有的人會選擇吃水果來幫助排便。不過，也有很多人吃水果也沒用，也有的人早上起床，

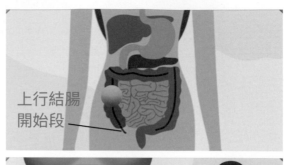

上行結腸
開始段 ——

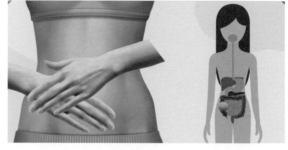

喝一杯溫開水，按摩小腹，用這個方法來減輕便秘。

　　按摩時，也可以在塗一點乳液或甘油，以肚臍為中心，從大腸的開始段，也就是上行結腸的開始段（右下方）往上輕輕壓，往上一點一點壓，稍微的揉一下，往上揉一點再往上，到了橫行結腸的時候，以橫的方向由右向左揉過去，再到下行結腸的時候從上再往下揉，能讓大便堆積到比較下段，如此比較容易排便。

　　每次差不多做一分鐘，按摩到三、四次，不要太大力，輕輕的按壓就可以了。

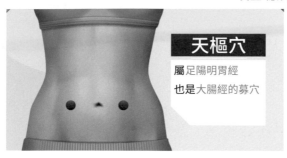

天樞穴

屬足陽明胃經

也是大腸經的募穴

1 穴位治腸躁症 止瀉又助排便

當肚子疼痛時，有可能是便秘、盲腸炎或腹瀉痛。如果是腹瀉跟便秘經常交替出現的話，這種狀況可能是西醫學上的「腸躁症」，其實「腸躁症」的意思就是精神緊張、精神焦慮所產生的。腸躁就是說大腸這地方因為精神和神經緊張，或有焦慮的狀況了。中醫治腸躁症會使用一個簡單的處方，叫做「天王補心丹」。在古醫書上，它可治大便「或秘或瀉」，這情況就是腸躁症的基本症狀。

便秘也可以按穴道。天樞穴，它在肚臍旁開兩寸。中醫使用的寸，是「同身寸」。兩寸就大約是

> **Q 小常識**
>
> ## 同身寸
>
> 以被施針灸人自己手指某一段的長度或寬度為標準的長度，叫做「同身寸」。
>
> 有很多種同身寸的量法。例如中指同身寸、拇指同身寸、一夫（三寸）同身寸……

食指中指無名指三個指頭併攏，橫長度。天樞穴是大腸經的「募穴」；所謂大腸募穴，就是在腹部大腸前邊的穴道。這個穴可以止瀉、也可以幫助排便，這是一個蠻好用的穴道。

肚子痛還是盲腸炎？壓肚子 1 處

以前，我們認為盲腸炎就是盲腸發炎。其實不是，盲腸底下還有一根小小的、短短的腸子，那一段稱之為「闌尾」，闌尾跟盲腸之間有孔洞。它的括約肌平時是縮緊的，任何東西不會掉進去。有的時候，可能因為運動不得法，例如用餐之後立刻接著激烈跑跳，可能使得括約肌忽然張開，讓食物掉下去。它是一個只進不出的「盲管」，有食物掉下去不能出來的話，很可

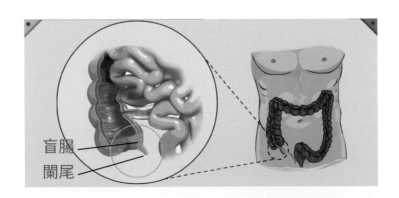

盲腸
闌尾

能造成發炎的反應，一般人稱為「盲腸炎」，其實它是「闌尾炎」，闌尾炎發生的時候，會痛得不得了。

闌尾炎發作時，痛得要命。大部分人會選擇找西醫開刀，把它割掉。

Q 小常識　　是闌尾炎還是盲腸炎？

小腸、盲腸和闌尾它們的關係是，闌尾在盲腸的底部，之間是有括約肌分開的。小腸和大腸相接的那一段，也是有括約肌連接的，叫做迴盲瓣，中醫叫它為「闌門」。盲腸就是小腸接到大腸的那個位置上，有一段大腸向下行封閉不通的，叫做盲腸，而向上延續的就是大腸升結腸段。盲腸的下面有一個孔，通闌尾，如果盲腸—闌尾段有食物粒子或纖維掉入闌尾，不能出來，就會形成闌尾發炎反應，這時就應該稱闌尾炎而不是盲腸炎。

Q 小常識　　判斷闌尾炎的方法

右下腹部疼痛，且出現「反彈痛」，也就是用手壓快速離開後出現的難忍痛；之外，還出現噁心、嘔吐、食慾不振、輕微發燒等現象。

闌尾炎跟腹瀉的疼痛、便秘的疼痛不完全一樣，闌尾在肚臍往右下方一點，有發炎的時候，按壓這裏時並不疼痛，可是在突然放開的瞬間，會感覺非常的疼痛，這大概就能判斷為闌尾炎。

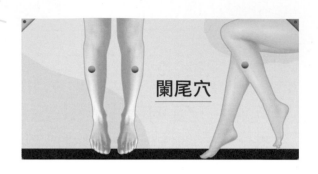

有人問，可以不開刀治好嗎？

有，古時候的中醫把闌尾炎叫做腸癰，腸癰是腸子潰爛、發膿的意思。

古時候中醫已懂得用各種方式來治療盲腸的毛病，穴道針灸或按摩、服用藥物都是好辦法。

1. 穴道治療，有個「闌尾穴」。它在膝蓋的外膝眼，或叫「犢鼻穴」的下方 5 寸處，大約是食指中指無名指和小指 4 個手指併攏橫幅的長度，再加上食指、中指、無名指併攏的 3 個指幅處。如果壓下去會疼痛得不得了，就能判斷是闌尾發炎了。在這裡扎針，能治癒。

2. 藥物治療，從脈象可以判斷虛實。一般來說急性的闌尾炎是實熱病，慢性的則是虛病。

急性的闌尾炎可以用瀉火方式治療，有一個方子叫做「大黃牡丹皮湯」，能「瀉火」，就能治療急性的闌尾炎，是利用瀉大便的方法。慢性的闌尾炎，會出現發燒症狀，但是病人會覺得冷，有一個處

方叫「薏苡附子敗醬散」，能幫助溫熱身體及腸胃，能治療慢性的闌尾炎。

盲腸（闌尾）到底要不要割？

闌尾到底有什麼用呢？闌尾與腸道細菌有密切相關作用，它是有「益菌生」作用的。現在人們多數知道「益生菌」，這種益生菌能在體內製造一些有用的酵素。它們必須在一種利於它們生存的環境。這個環境就是「益菌生」，有益於好菌生

小辭典

七衝門

《難經四十四難》：七衝門何在？然，唇為飛門，齒為戶門，會厭為吸門，胃為賁門，太倉下口為幽門，大腸小腸會為闌門，下極為魄門，故曰七衝門也。

古時的解剖學就已經很清楚了，知道消化道有 7 個門戶，叫做「七衝門」，它們有括約肌能張開也能收緊。例如《難經》記載的消化道 7 個「衝門」。它們的名字分別叫做飛門、戶門、吸門、賁門、幽門、闌門、魄門等等。

唇，飛門；齒，戶門；咽喉即會厭，吸門；食道下方胃的上口，賁門；胃的下口十二指腸的上口，幽門；小腸接到大腸之間，闌門；肛門就是最下方的那一段，魄門。

存的環境。闌尾能提供這樣的環境。

闌尾是重要的黏膜免疫系統的組成部分。「黏膜免疫系統」就是，存在於呼吸道、胃腸道以及泌尿生殖道的黏膜上皮細胞之下聚集的淋巴組織，可以算是第一線免疫防禦重要系統。所以，闌尾不要輕易決定動手術割掉。

預防盲腸炎 飯後別做這件事

怎麼樣能夠不得盲腸炎？大家都說運動可以強身健體，沒錯，運動是很好，可是有一些上班族沒有時間到戶外運動，就利用中午的時間到健身房裡運動，結果，因為這一跑一跳，說不定剛剛吃下去的東西，進入了小腸，再進入大腸。小腸進入大腸的交口處，第一個位置就是「盲腸」，而盲腸底部有個闌尾。小腸進入大腸之時，不知怎樣的情況下，那食物粒子掉入了闌尾，就會引發闌尾炎。

常常見到小孩子一吃完飯，馬上蹦蹦跳跳的，也可能發生同樣的事情。這樣不好，千萬不要讓小孩吃過飯後跑跑跳跳。可以在吃完飯後，準備一些靜態的節目讓孩子玩，例如：跟他一起看看故事書或玩玩積木、

摺紙等等，可以讓十根手指頭都活動，十根手指頭連
帶十二個經絡，互相也連到腦部，這能影響到腦部開
發，腦細胞被活化，讀書會更專注更好。

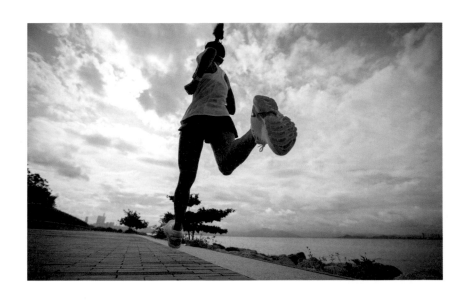

任何器官之所以存在是有它的功能的
「天生我材必有用」
盲腸（闌尾）雖然只是身體的一小部分
其實它還是有存在的一定必要性
以及一定的價值
千萬別輕易的割掉它和它說掰掰喔

吃對食物
跟身上的異味分手

網路上有個朋友分享，

他在國中讀書時因為體臭被同學們給隔離到角落，

上了高中，又因為體臭讓同學覺得噁心而遠離他。

最近，上大學還是因為體臭被協調要換房間，

他覺得已經很努力洗澡了，怎麼搞得味道這麼重？

其實，只要了解原因，擺脫體臭是很簡單的事。

吃對食物，讓身體無異味，

擺脫汗臭、腳臭、狐臭！！

「體味重」是因為脾虛濕氣無法排出

中醫看身體的臭味，不管是狐臭、汗臭或是腳臭，多半都是人體的濕氣重，不能順利的代謝掉，身體血脈就像那個水溝被堵塞了似的，久而久之就會發臭。我們講肝、心、脾、肺、腎，每一個臟腑都和六氣之一的風、熱、濕、燥、寒有關。脾是主濕的，因此，濕跟脾有關；多半認為是脾氣虛而難以代謝濕氣，因此異味就產生了。

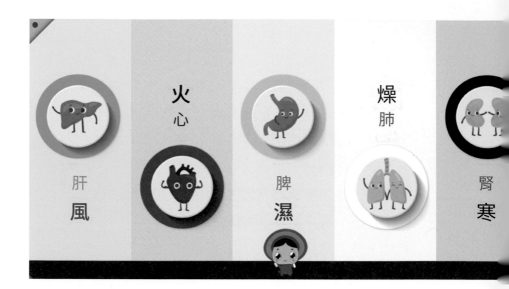

　　身體有濕氣不能排除出去的人，多半是脾和胃的問題，脾胃虛，多半就形成濕氣重。那怎麼去分辨脾胃虛的人呢？

　　脾胃虛的人，常常會感覺得腹脹，腸胃有脹氣、食慾不振、大便濕濕黏黏的，很稀軟，總覺排不乾淨，容易頭暈、中暑，臉色比較蒼白的人大概就是因為脾胃氣虛，假如剛好他有體臭的話，那常常就是脾胃虛而造成的體臭。

脾胃虛者 多吃溫性食物 少吃寒性食物

脾胃虛的人該怎麼辦呢？

可以用四君子湯、六君子湯，就是補脾氣、氣虛的這種人，用它來調理腸胃使身體裡的水氣容易暢通，結果，身體就不臭了。

平常可以吃平補溫性的食物，例如：山藥、蓮子，我建議脾胃虛的人，要避免吃寒性的食物，例如：西瓜、冰，還有奇異果、哈密瓜、生菜沙拉、火龍果這些都是比較寒涼的，脾胃虛的人吃了，反而讓脾氣變得更虛，以致於濕氣不能夠排除，這就更臭了。

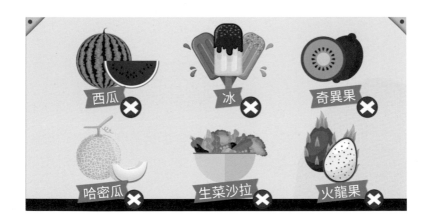

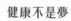
火氣大者 多吃利濕食物

前面講的是脾胃虛。其實，熱氣重也會導致體臭，就是身體體質熱的人，他們多半都會口乾舌燥、汗味很重或者是發出黃汗，還有在多汗的部位，皮膚會出現紅疹、癢疹等等，並且容易心煩，這多半就是火氣、熱氣太重。這種人反而應吃一些利濕氣的食物，像是空心菜、莧菜、冬瓜、油菜、芹菜、綠豆還有浮小麥等等，讓身體的水氣自然的能夠暢通地排除，這樣就好了。

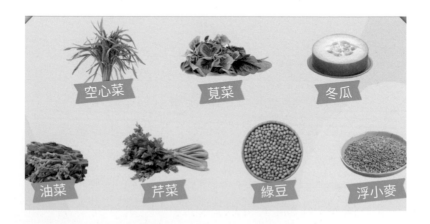

少吃重口味 淡化身體的臭味

為了淡化身體的臭味，要從飲食調整。凡是會讓身體產生熱氣的食物盡量不要吃，例如：煎的、炸的、烤的等等這些東西，還有辛香味重的，例如：蔥、薑、蒜、咖哩、茴香、沙茶、辣椒，這些辛辣的食物常常會堵塞你的排濕功能，因此，臭味也容易發生。盡量避免吃這些東西，身體的臭味自然就跟你說 ByeBye 啦。

衣服臭味也會造成體臭

有的時候體臭不一定都是身體裡面的問題。

一次，一個患者說他身體有臭味，到處尋求治療，治來治去都治不好，找我幫他治了多次，也沒能改善多少。我覺得很納悶，心想搞不好是他的衣服沾有臭氣。衣服，為什麼會沾上臭氣？常常都是衣服濕了，上面的黴菌就滋生在衣服上，以致那衣服上都能看到黴斑點，就是有黑色的一點一點的，是衣服產生的臭味。

因為看到黴菌的關係，在洗衣服的時候加一點點消毒水，像現在市面上可以買到的比較快速消毒的，例如 Lysol 之類的消毒水，在洗衣的時候放到洗衣機裡。

結果怎麼了？衣服上的黴菌減少了，臭味也就少了！

狐臭可能是食物引起

古時候的醫書中，有這麼一句話說：人有血氣不和，腋下有如野狐之氣，謂之「狐臭」。腋窩之下，很像有野狐狸的臭味。同時，古書裡又講，這種臭氣能夠傳染給別人，有時見小孩也有狐臭，那多數是他的奶媽造成的。以前的人，沒有配方嬰兒奶粉可以餵養小孩。有時生母分泌乳汁少，只能請其他也生了小孩、有乳汁的婦人哺乳。如果，奶媽患有狐臭，小孩子喝了她的奶水，就可能會患狐臭。

「密陀僧」治狐臭

有香味的藥物都可治狐臭，有很多中藥材是帶有香味的，我們看到名字就知道了，例如：木香、藿香、香附、甘松香。這些有「香」字的藥物，它們都是有香味的，它們多半能夠剋制那些不正之氣（也叫做惡氣、邪氣）。

還有就是有一些藥物，它的名字雖然沒帶有「香」這個字，但是它卻有很濃厚的香味，像是山奈、白芷。

白芷是蘭科的植物，它的味道很香，還有細辛、薄荷，假如再加一點點能夠去除瘀血的藥物，例如：三稜、莪朮等等，將這些香味很濃的藥打成藥粉，裝在袋子裡頭，放在腋窩之下，可以消除狐臭的味道。

古方裡還有很多治狐臭的方法，其中「密陀僧」算是一個非常重要的治狐臭的藥物。

「密陀僧」是一種礦物，把密陀僧、滑石、爐甘石、冰片加在一起，分量如下：密陀僧 10 公克、滑石 70 公克、冰片 5 公克、爐甘石 15 公克，全部研磨成細末放在瓶子裡，等到洗澡完，擦一擦腋窩，每天一次可能就把狐臭治療好了。萬一腋窩有潰爛、破傷，禁止使用密陀僧。

另外一種礦物中藥材——寒水石，也可以拿來治狐

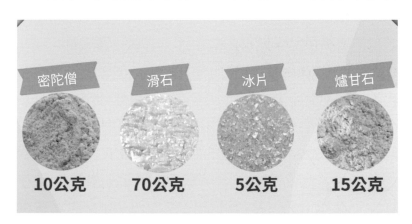

臭，用等分的寒水石跟密陀僧一起研成細末，然後，每天在腋窩擦個幾次。當然的，有潰瘍或破了的地方就不要擦。

有的狐臭患者喜歡在身上擦點香水，台灣話有一句話叫做臭香，當時，我聽到我的朋友們念這個臭香的時候，我就想：「奇怪了，臭和香怎麼放在一起啊！」他把香水塗在臭的身體上面，那就是臭香，這個形容詞倒是滿有趣的。所以，盡量不要隨便拿香水來噴，因為香水不能排除你的體臭，你本來就乾乾淨淨的，塗點香水聞起來也芳香，否則的話就是臭香，還有的人甚至做手術開刀，把某些汗腺切掉或把神經切掉，這樣子都不好。

其實，完全避免流汗並不是好事，有的時候流汗了，你把它擦乾就好，假如你一直待在冷氣房或用電風扇一直吹的話，這可能得風病、寒病反而不好。

再給大家一個很簡單的處方，這個處方記載在《養生方》裡，倒是滿有趣的，可以試試看無妨，也許對身體的臭味有些幫助。他說用手掩口鼻，把手連眼睛一起擋住，放久一點的時候，你的手裡會有鬱蒸出來的液體出現，也就是出了一點點汗，用這一點點液體摩搓一下臉跟眼睛，常常這樣做的話，人的身體就會變香，是不是很有趣呢？

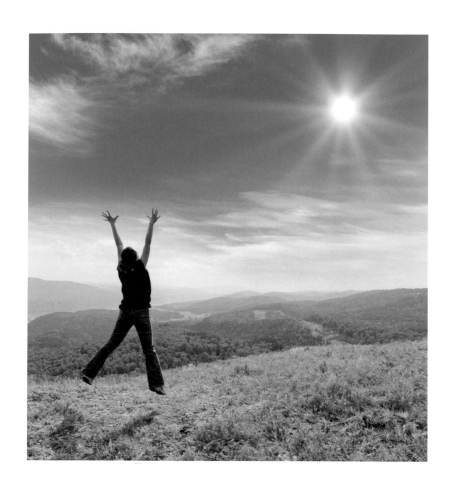

了解身體，對症下藥

是擺脫體臭，最自然、最不必花錢的方法

現在開始行動

CP 值破表哦

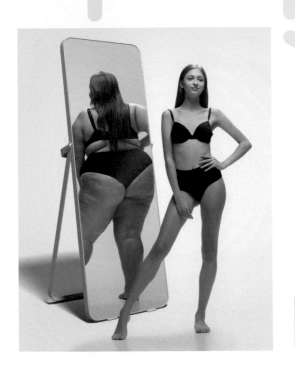

水腫就顯胖
除濕氣健康又瘦身

一位孫女跟阿公到診所來看病，
原本體重 100 公斤左右的孫女，在短時間之內，
減到了 40 多公斤，整個人像竹竿一樣瘦。
不但顯瘦還顯老，看起來像阿公的太太。
身體也搞壞了。
減肥過度，壞處之一就是顯老，
太快速的減肥是不可取的。
簡單的運動按摩，幫助代謝變好、
改善肝脾腎功能，才能讓你瘦得很健康。

　　現在，大家看到影音媒體報導都是鼓吹「瘦才是美」，所以，年輕人為了讓自己變瘦，拚命減肥：吃水果餐、吃生菜沙拉或吃優格，尤其是空腹吃水果，空腹吃生菜沙拉、喝果菜汁，這樣很可能會造成腎臟的負擔，如此惡性循環下去，那怎麼得了呢？

　　我曾在某一集節目，跟大家提到只要「一周減一餐」，也能在很短的時間內健康的減輕重量。播出後不久，有一個觀眾跟我講，他一週減一餐吃了 3 個多禮拜，還不到 4 個星期時，已經減了 4 公斤，由此可見自然的減重方法，也許對你有幫助。

胖有 3 種：
肌肉胖、肥肉胖、水濕胖

胖，其實並不是什麼不好的事。胖，大致分為 3 種體型:肌肉胖（正常，肌肉多的實胖）、肥肉胖和水濕胖。

第一種肌肉胖，維持體態即可

如果你是正常的肌肉比較厚實胖的這一種肌肉胖，最好不要過度減肥，這是正常的，因為你的骨架子本來就大，這種怎麼減也很難減下來，所以，這種人不需要減肥，只要維持體態就可以了。

第二種肥肉胖，一週減一餐

肥肉胖有時是因為內臟脂肪太多，內臟表面有很多的脂肪，這個脂肪它本來的作用主要就是作為內臟跟內臟互相之間的緩衝，使其不互相摩擦撞擊。

而內臟脂肪還有一個好處，就是能讓人在飢餓時提供能量，有的時候餓一餓，可以試試一週減一餐，就像前面講的減肥方式。

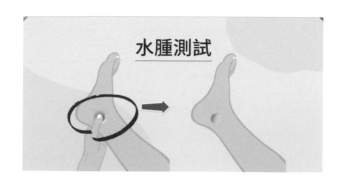

第三種水濕胖，非減不可

水濕胖（水腫胖）是一種病態的胖，這個是一定要減的。就是他的四肢或其他各處，出現的不是只有肥油而且也積水太多。這一種胖非減不可，而且可能要跟醫生合作。當然我們也可以自己先測試一下，透過「按壓皮膚」來測試，例如按壓腳踝會出現變白色的，而兩秒鐘後，如果沒有恢復紅潤色，那可能是有水濕的現象了。

要注意囉！當你按腳踝上方的腳筋骨，大約按一分鐘，再把手拿開，如果凹下去的地方沒有恢復，這就是因水腫而肥胖了。

所以，這種水濕胖的人，大部分都得要跟醫生合作來治療。

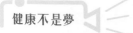
水腫問題多，有痰易疲勞白帶多

　　水腫胖的人在外觀可以看的到，就是白、鬆、軟而且有腫，尤其是到了下午的時候，可能腳會腫大起來。這種人，他流汗的時候，有一種不好的味道，他的這種不好的味道很重，身體也沉沉重重的，睡很多還是覺得很疲勞，臉跟皮膚都有浮腫，如果是女孩子，很可能白帶也會比較多一點，還有喉嚨常常覺得有痰的感覺，皮膚也容易長濕疹而且會發癢啊。

　　水濕胖其實不算作是胖而應該是腫。

　　有一種類似水腫的胖，不應該叫做水腫，它是血液瘀阻而成的濕。在中醫古籍當中稱之為「忽肥忽瘦」。這種病狀的人，上午看起來臉好像胖胖腫腫的，到了下午他的臉卻瘦下來了，可他的腳卻變腫了。

　　當你在坐飛機時，有的人會把鞋子脫掉，過一段時間，要穿鞋卻穿不上了，那是因為腳盤水腫了，大概增大一號的樣子，這類人多半吃的不多，主要是因為脾胃失調。

　　大部分水濕胖的人，通常都是運動太少或者是常吃生菜、冷飲等東西，因此，水濕胖的人可多做一點運動。靠運動驅除了濕氣而治好的話，那就最好！

養好 3 臟器 啟動除濕功能 排出多餘水氣

其實，我們的身體有個除濕機。這個除濕機就是脾、肺、腎，這 3 個臟腑。

中醫的脾和西醫的脾，概念不同。西醫看，脾的主要作用就是掌管免疫和破壞血球。中醫認為，脾主管運化，是消化和吸收的重要臟腑，還有它掌管身體所有濕氣的排除。

脾和腎也有它們的掌管差異。脾是利濕氣、去濕氣的；而腎是管制身體血液或者下身的水氣；肺是管制上身的水氣、濕氣。中醫看法，脾給補好了，那腎、肺協同幫助將水氣從上身、下身排出去，也就能達到瘦身的作用了。

3 穴位補脾胃 拍腿內側 30 下 消水腫健康瘦

當你發生了水濕腫、水濕脹、水濕胖時，想要解決它，最簡單的方式就是按穴道了。

在小腿上有一個穴叫作足三里穴，在外膝眼下 4 個橫指（約 3 寸）的長度這個位置。公孫穴在腳上面大趾的內側，就是在赤白肉間那個基骨的後方大概 1 寸

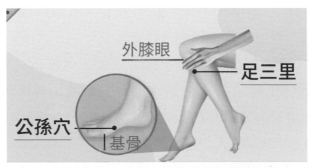

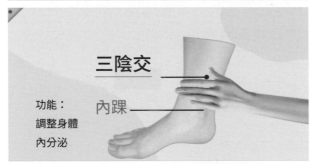

功能：
調整身體
內分泌

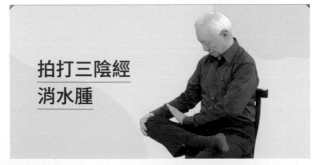

的地方，經常按摩這兩個穴道可以補脾胃。在小腿內踝往上 4 個橫指的長度，小腿中心這個位置上，有個三陰交穴，它可以調整人體的內分泌，假如常常按壓這 3 個穴道的話，不僅把脾胃照顧好了，連濕氣一起去掉。

按摩差不多 30 下左右，左右交替再按一次，每一次按個 5 秒鐘，下午晚上至少各做一次。尤其下午覺得腿部會腫脹的人，在辦公室裡也可以把腳盤起來，在這個地方按摩一下。常常按壓這幾個穴道，可以令體內水濕之氣去掉。

另外，除了按摩之外，也可拍打腿上的三陰經，那麼怎麼拍打它們呢？

在雙腿的內側有三個陰經：肝經、脾經、腎經，合稱三陰經，這三個經絡從下往上拍打，有補益作用，拍的時候，手心成空心掌狀，輕輕拍。從上往下拍，能消除邪氣。拍個 30 次，兩腳輪流打，可以使你的肝、脾、腎都調整好，還能健康的瘦腿、瘦身。

5 種食療方 利水消腫

給大家介紹幾個能夠利水消腫的食物，這些都是在

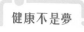

菜市場或超市中都能買到的食物。

1. 薏仁水或者四神湯，四神湯裡薏仁、茯苓增多一點，可以去掉水濕的氣。

2. 紅豆，又叫作赤小豆，在中醫藥的應用方面，有利水的作用，所以喝紅豆湯也能夠消腫、利水。

3. 也可以喝冬瓜湯、薑片紅茶，冬瓜偏涼，可加一點薑進去，喝起來溫暖一些。薑片紅茶喝了也能夠利水消腫，薑片、紅茶可加一點點甘草。

4. 假如想要效果更好的話，也可找中醫師來幫助你，中醫師可能會使用四君子湯或者升陽益胃湯等等幫助補脾利濕。四君子湯它能夠補脾胃，中醫講「君臣佐使」，君就是該藥的藥量放得比較多一點，假如把茯苓當作君的話，把茯苓多放一點，可補脾胃。

5. 升陽益胃湯有很好的補脾利濕作用，它是六君子湯再加黃耆、芍藥、防風、澤瀉、柴胡等等。這個方子有澤瀉可以利濕，所以對腎臟病或是水濕腫都有利濕的作用。不過，還是要請醫生針對個人的實際情況開處方，才能健健康康的利濕兼瘦身。

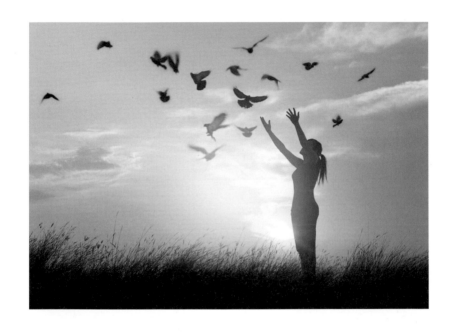

顯胖的大部分原因是：濕氣

要解決顯胖的方法就是：去！除！濕！氣！

自然的藥草、自然的食物

幫助利濕，幫助除掉濕氣

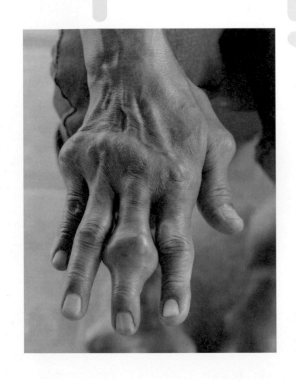

痛風尿酸高
食療可緩解

愛喝啤酒、高粱、愛吃豆類的人,最容易得痛風。

多半都是喝冰啤酒或高濃度的高粱酒、大麴酒,

這會讓你的水分代謝發生問題。

我聽過有人一天喝超過 1 瓶啤酒、

喝超過 1 杯高粱的人,

那麼他們都是痛風的候選人。

你說我每天也喝 1 杯啤酒、1 杯高粱,

可是我怎麼不爆發啊?

不是不爆,是時間未到。

台灣痛風的盛行率非常高,痛風患者有 150 萬人。其中,男性的比例比較高有 85%,是女性的 6 倍。痛風發作時,可按一個穴道來止痛,這個穴道是什麼呢?

痛風發作 按止痛穴止痛

跟大家講一個穴道,這個穴道稱之為「止痛穴」,在耳朵裡頭叫「對耳屏」,有一塊平面,這塊平面的中間上面一點點這個位置,叫做「止痛穴」。

注意喔!「止痛穴」就是只能止痛,不能把病治

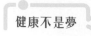

好，因此，當痛風發作疼痛時，你可以按一按它，能夠立刻止痛或者減輕疼痛，讓你能夠立刻去找醫生治療，千萬不要因為它止了痛，你就以為治好了，就不來看醫生了，這是不對的。

止痛穴，不只是能減輕痛風的疼痛，其他的任何疼痛都有效果。試試看，胃痛時、頭痛時、背痛時，按壓一下都能很快緩解，不那麼疼痛。

痛風食療方：紅豆加薏仁湯、玉米鬚

我想跟大家談一談痛風還有什麼食療方？可以試試紅豆、薏仁，是利水的，這兩個材料煮成「紅豆薏仁湯」。

人們問：吃冰的紅豆薏仁湯可不可以？吃冰的？可以，但我並不贊成。因為，吃冰也容易造成痛風，所以紅豆薏仁湯就正常的喝溫的或室溫的最好。

玉米上面還有很多的鬚，那個鬚的療效非常好。它能治太高的糖分，也能治尿酸過高。用玉米鬚煮成茶來喝能有不錯的效能。

另外薏仁米粥也很不錯，用薏仁跟白米一起煮成粥，常常喝這個粥，對痛風也有幫助。吃薏仁，還可以美白，很多人吃了以後青春痘也減少了。

喝四神湯 利尿去尿酸降糖分

曾經我有一個病人，這個病人是一個老太太，當時她高齡 78 歲，來給我看病。她的血糖高、血壓高、尿酸也太高，有痛風的現象。

我跟她說，妳所有的病情都差不多治好了，回去後，經常吃四神湯吧。她回去早餐、中餐、晚餐都吃四神湯，結果，兩年之後再來看我，說，痛風痊癒了，血壓也不高了，血糖也好了，哇！這麼好的一個方子。

四神湯裡頭有些什麼東西呢？它有茯苓、芡實、蓮子和山藥等，再加上薏仁，也叫做四神湯，就是這五樣東西。

薏仁可以去尿酸，茯苓可以利尿，芡實補脾胃，山藥可以降糖分，看來是蠻不錯的一個處方。

注意！當中的薏仁，孕婦不可以吃。現代的醫學，他們發現薏仁裡頭有一種化學物叫作「薏苡仁醇」，吃了以後，子宮容易收縮。所以孕婦吃了以後，有可能子宮收縮太過而造成流產，因此不要吃。

其他人，我都建議常常吃「四神湯」，台灣四神湯的作法，常常是加了豬腸子或豬肚之類的，你也可以不用這些東西，你就用一點排骨、雞胸肉、雞骨頭架

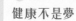

子等一起煮，它的味道也是很好的，這樣子你煮的「四神湯」美味又好吃，而且也不會吃膩。

為什麼會得痛風？

痛風，在歷史的過去被叫作「帝王病」。為什麼叫做「帝王病」？大概就是皇帝吃得太好。痛風是因為吃的太好造成的病，而帝王的飲食都是挺好（飽含營養）的，所以痛風又被稱為「富貴病」。

元世祖忽必烈，酒喝得太多了，晚年飽受痛風之苦，導致他無法走路，也無法騎馬領兵上陣。

現今，台灣有 150 萬個痛風患者，每 5 個痛風患者中，大約有 1 個是 20~30 歲的年輕人。這稱之為帝王病的痛風，多半都是因為吃得太好。特別是一般人難以吃到的山珍海味。

根據經驗，魚皮、內臟、草菇、蘆筍或帶殼的海鮮，吃太多這些東西都容易造成痛風。

代謝差尿酸過多 會積累在關節

有很多人都喜歡用高湯，高湯是用大骨頭等熬煮出

來的，有些人吃多了就容易造成尿酸過多。假如有人真的很喜歡吃濃煮的骨頭湯、火鍋湯，都得要小心了。

「中山四物湯」又叫「天下第一補血湯」，由黃豆芽、豆腐、黑木耳、金針組合而成。可以喝喝看，它就沒有高湯類、大骨頭湯的問題。

大骨頭熬煮的高湯裡面含有什麼東西呢？現在的醫學說它含有一種 purine 普林，就是細胞代謝的時候普林是核酸 (DNA 或 RNA) 的一個結構。在細胞代謝轉化時，普林如果因為代謝出體外的少而積累太多時，變成所謂的尿酸；經過生化檢測，可能血液當中就會發現有超標的尿酸。

哪些人是痛風高危險群？

血液當中的尿酸過多，有可能堆積到骨頭關節，嚴重時就產生「痛風石」令人非常疼痛。

痛風的人，胖子比瘦子多。還有，長期攝食高脂肪、高蛋白、高能量食物的人也最容易得。因為尿酸不容易排除，所以會累積在身體的骨頭關節裡面。

還有，腎功能不好也容易發生痛風。我們現在的醫學講，檢驗腎功能好壞，以尿素氮、肌酐酸、尿酸當做重要指標。腎功能不良的人，血液中尿酸難以排除。

還有一種情況，常常吃利尿劑降血壓的，都可能是痛風的高風險群。更年期後的女性，也比較容易得痛風。

痛風有多痛苦？

大部分得痛風的人，他是發生在大腳趾後頭的關節，這個關節叫作「基節」，假如它腫起來了，多半就已經是痛風患者，除了這個地方之外，再往上就到腳踝到膝啊！這些各處的關

節可能都會發生紅腫、脹痛、灼熱或導致關節變形，尤其是痛到最後有灼熱的感覺，真的是非常非常疼痛，很痛苦的。

我有一次去旅遊，我們這個團裡面有一位長得很胖的先生，他痛風發作。整個旅遊將近三個禮拜的時間，他幾乎無法出門。我們到各處去玩，他只能夠在旅館休息或跟他幾個朋友打麻將，真的是非常痛苦。

甚麼是風痹、寒痹、濕痹？

中醫有一種病叫作「歷節風」，可能就跟痛風有關。什麼叫歷節風？「歷」就是各個的意思，「節」就是關節。歷節風就是說每一個關節都腫起來了。

痛風的表現情況就是非常痛。幾乎各個關節都又腫又痛，就叫「歷節風」。痛風，在中醫的認知，另外有個詞叫「三痹」；就是風、寒、濕三痹，分別稱之為「風痹」、「寒痹」、「濕痹」。

「風痹」是會跑的，現在痛這裡，等會又痛那邊，不定處的疼痛。

「寒痹」，會疼痛到不行，起因就是寒，這種痛風就叫寒痹。

「濕痹」，它痛在一個點或一處，滯著在一處，沉重而不走動的。

所以「風痹」又叫作「行痹」，會行走似的；「寒痹」又叫作「痛痹」，就是一個地方痛甚；「濕痹」叫作「著痹」，滯著在一個地方，覺得重重的。

假如說有一種人已經有風、寒、濕三邪在身體發作，加上又愛喝酒或暴飲暴食、勞累過度，那他可能會造成痰濁流注在關節；這種病痛就稱之為「痹痛」，也就是現在說的「痛風性關節炎」。

中醫古時候有一個藥方就叫作「上中下通用痛風丸」，這個方子名字就這麼長，「上中下通用痛風丸」的意思是什麼？上面中間下面所有的痛風它都可以治。

我的臨床經驗，得痛風的人，服用這一類藥方，是可以治好的。

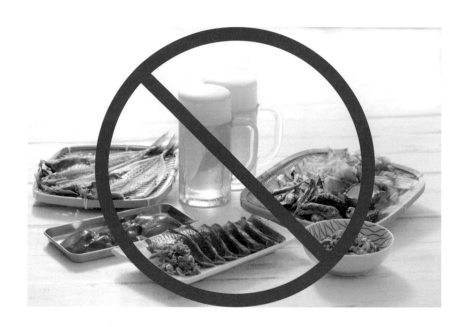

痛風

根據不同的原因用不同的治療方法

風痺，治風；寒痺，治寒；濕痺，治濕

再細分就有「寒、熱、虛、實」

有寒治寒、有熱治熱

有虛補虛、有實瀉實

就這麼簡單

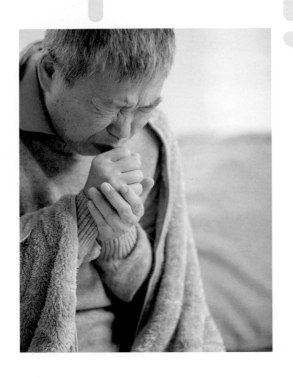

感冒咳嗽咳不停
中醫有妙方

咳嗽不一定是壞事。其實……

咳嗽是身體的自我保護機制，它是

保護人體的一種反射動作，為了保持呼吸道暢通，

它可以幫助你把氣管或肺裡頭、支氣管到咽喉

這裡面的分泌物、從身體外面進來的異物，

以咳嗽的方式把它排出去。

咳嗽不止，那就必須處理了。

當咳嗽不止時，只要按一下穴道，

就沒有那麼想咳了。

感冒咳嗽咳不停，真是煩。時常夜不成眠，影響到生活和工作嗎？別擔心中醫有妙方。

急性咳嗽 按尺澤穴立即緩解

所謂的「過敏性咳嗽」多半都是沒有什麼痰或者是痰很少，可能身體運動時，發生較多的咳嗽，這時我們該怎麼辦呢？按一下止咳重要穴道——尺澤穴。

感冒、過敏之類的咳嗽，可以試著按一按尺澤穴。

尺澤穴就是當手心向著天花板的時候，手肘彎彎橫

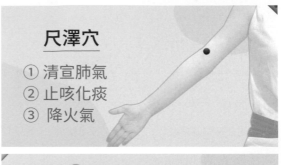

尺澤穴
① 清宣肺氣
② 止咳化痰
③ 降火氣

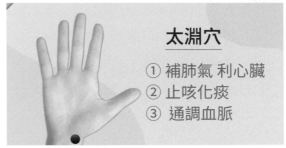

太淵穴
① 補肺氣 利心臟
② 止咳化痰
③ 通調血脈

紋，大拇指這條線上；輕輕壓按它有點疼痛，如果你的氣管覺得有點甜味，那就是找對穴道了，就能治好了。

假如，咳嗽病情拖延久了，就叫作慢性咳嗽。在中醫來看，慢性病就是虛，慢性的咳嗽病，可以使用「太淵穴」，它跟尺澤穴一樣都是屬於「肺經」。

太淵穴，在大拇指這條線上，跟手腕交會的橫紋處，輕輕按壓它，可以有養肺補肺的作用，讓人以後不容易發生咳嗽病。

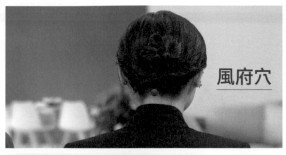

風府穴

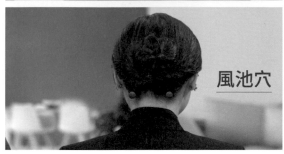

風池穴

常見的咳嗽 多半都是風寒所致

因為天氣變化，風、火、濕、燥、寒而得的病，叫作「外因病」。以咳嗽來說，外因中最重要的就是「風寒」跟「風熱」這兩種咳嗽。而大部分咳嗽，現在所見到的，都是由「風寒」所致。

我講一個自己發生的故事。在國外的某一天，我坐在一部汽車裡頭，總覺得奇怪，沒有什麼原因就想咳。

沒有其他原因，為什麼老想咳呢？別人都沒有這種情況，為什麼我就要咳呢？恰好手上有一件夾克，就把夾克蓋在胸口，這一蓋卻發現，幾分鐘之後不咳了。

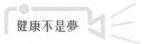

這就是「風寒咳嗽」。

大部分咳嗽，都是因為風跟寒引起的。從那時候起，我開始做實驗，想要讓病人不吃藥就能止住咳嗽。用一個小方法，讓人隨身攜帶一條圍巾，用圍巾圍住胸口和風池、風府穴。

我在治療咳嗽病人時，會使用一個滋潤氣管的藥物，再加一點點溫熱的藥物，治療咳嗽的效果就顯得特別好。現在，可以只用一條圍巾就止咳，比起總是吃藥好得多了。

風熱咳嗽，大都是感冒所引起

另外，有一部分咳嗽屬於「風熱」。風熱咳嗽多數都是感冒引起的：會覺得口唇舌尖發紅了，還會有一點點口臭，眼屎也比較多了，流出來的鼻涕或者咳出來的痰，又濃又黃，這叫作「風熱咳嗽」。

在中醫的理論中，沒有氣管、支氣管這些名詞，可是我們現在很多病人，都會跟你講，「哎呀，我支氣管炎、小支氣管炎」，就是氣管發炎了，氣管發炎用現在的話來講，就是細菌或是病毒所引起的。

假如說是風熱的話，用去風濕潤，加上消除濃痰、

黃痰的藥物，這個病情就可以治好。

古時候的中醫，真有很多的方法可以治療咳嗽。以下舉幾個治咳嗽有效的藥方：

黛蛤散

從前有一位太后咳嗽，太醫一直沒辦法治好。偶然間，太醫聽到太監有一個很好的藥方，就花了重金買下這個藥方，太后服用後病症就好了。後來，太醫一直逼問這個太監處方是從哪來的？太監說其實我是在菜市場跟一個藥攤販買的藥。他看到藥方中綠綠藍藍的，很納悶這到底是什麼？他就跑去問賣藥的人。賣藥的人說這裡頭只有兩樣東西，一個是「青黛」，一個是「蛤粉」，後來把它叫做「黛蛤散」，用來治有黃濃痰的咳嗽，效果非常得好。

青皮梨黃皮梨蒸熱

我在加拿大見到一位清朝御醫的後代，也是一位中醫師。我從他那裡得到了一個處方很有意思，把青皮梨跟黃皮梨切開，淋一點蜂蜜，放到鍋中蒸熱，這個食療方子可以治咳嗽的，效果很好。尤其在國外，像美國、加拿大比較冷的氣候中，這個方子是一個蠻好的處方。

麥芽蘿蔔汁

把蘿蔔切成片，一片一片擺在盤子或碗裡，再把麥芽糖鋪在蘿蔔片上，放冰箱裡 1~2 個小時，它會出水。將這個水倒在碗裡，直接喝掉就可以治咳嗽。我自己在二、三十年前，用過這個處方，覺得挺好的。說到蘿蔔，蘿蔔煮湯，加一點點香菜，也能夠治咳嗽。

① 有聲音：咳
② 有痰：嗽

有痰是好事，清理身體的廢物

古人對於治療咳嗽很有智慧。

一本古書叫作《醫宗金鑒》，裏頭收集了一部「雜病心法」。「雜病心法」裡頭講到咳嗽，有聲音的叫作「咳」，有痰就叫「嗽」。有的人說台語稱咳叫「酷酷」，稱有痰的咳叫做「嗽」。

「咳嗽」兩個字是兩個不同的概念，就是有聲音也有痰的才叫作「咳嗽」。

中醫古書有這樣的講法：說「無痰不作病」，就是說沒有痰的話，人就不會生病，還有一句話說：「痰不可以盡除，盡除者病」，就是把那個痰全部清除光了，那也會生病。因為痰是身體裡頭很重要的一種黏液，它能幫助我們清理身體的廢物。

還有一種情況，就是我們現在的人喜歡吃甜的或者吃東西吃得太多，引起所謂的「胃食道逆流」。逆流的

時候，那個酸出來了就打到氣管的最上方，大約在咽喉的喉這個位置。氣管覺得有東西，它就要咳出。這種咳，不應該讓醫生給治咳嗽，而是治腸胃和飲食的問題，要不就吃得少一點，要不就把胃腸給治好，這個咳嗽的病情就好了。

我們身體有一個很特殊的機制，一旦我們呼吸到不好的空氣、花粉、煤煙、菸味、臭味或是微小粒子例如PM2.5 等等，這些物質進入氣管時，我們的氣管、支氣管會分泌出一種黏液，把那些進入身體的微小粒子等東西給包起來，成為痰經過氣管把它給咳出來。這樣的咳嗽就是一件好事情，有痰了必須要把它咳出去。

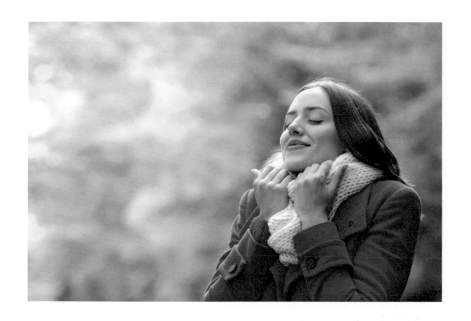

咳嗽，可能是氣管當中進入了

細塵、細毛、纖維、花粉、細菌、病毒

引起氣管的分泌反應

生痰了，用咳嗽排痰的方式，將它們排出去

咳嗽，可能是吸入了冷空氣，身體感覺寒冷

咳嗽時，橫膈肌和肋間肌用力運動，讓體溫升高

咳嗽，可能是咽喉或氣管太乾燥了，喝點水可以改善

如果以上都不是，趕快找醫生看病吧

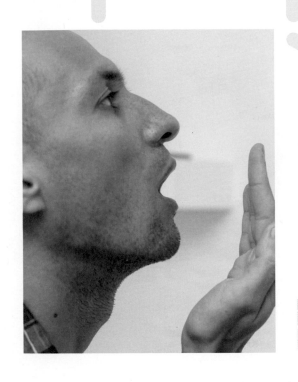

口臭怎麼去除？
教你一招除臭

口臭困擾很多人，為什麼口臭會找上你？

很多人都有這個經驗，有的人講話時，

總是用一隻手遮掩鼻和嘴；

或是身體刻意的遠離你一點。

這可能就是，不是你口臭就是他口臭。

一般來說，口臭的問題當中，有 90% 是口腔之內的問題造成，而口腔以外的問題造成的約佔 10%。

30 秒自我檢測是否有口臭問題

有口臭時，別人都想遠離你，這也會影響你的人際關係，我們如何確定自己有沒有口臭，教你一個自我檢測的方法。

1. 你可以用手搗著鼻口，哈一口氣，用鼻子聞聞看有沒有什麼臭味，假如有的話，趕緊找醫生改善。

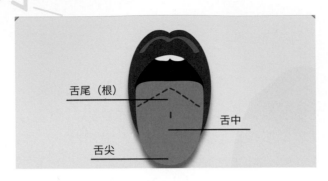

舌尾（根）

舌中

舌尖

2. 也可以聞聞口水的味道，你用舌的中段舔一下你的手，手腕到手掌之間這個位置舔一下，過十秒鐘左右聞一聞，出現臭味的話，很可能就有口臭。

一顆「白豆蔻」給你清新好口氣

如果發現自己有口臭時，該怎麼解決呢？中醫的方法就是「去掉胃火」，這個方法不但能消除口臭，連鼻病、肝病都可能一起把它治好或減緩。

白豆蔻是一種溫胃的藥物，中藥房都買得到。在嘴巴裡面含一顆，早中晚各含一顆，可使口腔不臭，有一種特殊的香味。

也有的人會想到嚼口香糖，消除口中異味。不過，常吃口香糖有一個問題，會讓胃酸分泌太多，這就不好，你可以試試放一顆白豆蔻在嘴裡。

再跟大家介紹一個簡單的茶飲白荳蔻金銀花茶，用

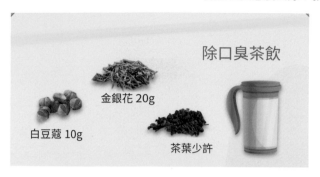

保溫瓶放入 10 公克白豆蔻、20 公克金銀花，再放一點茶葉，加入熱開水，用保溫瓶蓋上蓋子，燜一下，讓味道釋出後就可飲用，能夠緩解或消除口臭。

硫化物越高的食物味道越臭

　　口臭，很多是個人的衛生問題造成的，我們吃過飯後，口腔會殘留食物殘渣。其中，經過口腔細菌生化機轉轉化過的硫化物是造成口臭的主因。一位生物化學專家告訴我，他們做過實驗，化學分子裡含有硫，多數能造成分子發出臭味。他們把分子中的硫拿掉，代換一個氧上去，發現臭味消失。所以，我們吃的蛋、魚等等蛋白質食物，硫越多，口臭的問題就越嚴重，味道越容易有臭味。硫化物較高的食物，肉類菜類都有；如豬肉、牛肉，或韭菜、洋蔥、大蒜等等。

嚼一片茶葉清除口中異味

約會前，剛吃了蔥、蒜等重口味的食物時，在口裡嚼一片茶葉，就可以除去這個臭味。假如你剛剛吃肉忘了刷牙，口腔中有肉的腐味，可以嚼個茶葉或拿一片生的芹菜，放在嘴巴裡面咬一咬，也會有所改善。

Q 小妙方　　如何去除榴槤造成的口臭

東南亞盛產榴槤，吃了榴槤之後，嘴裡會有味道，連手上也有味道。如何去除榴槤味呢？你拿榴槤殼接一點水，漱一漱口或把水喝下去，就能消除口中的榴槤味，也可以直接用這個水，洗去手上的榴槤味。

口臭，忌食哪些食物？

如果擔心自己會有口臭或者不愛刷牙的人，應避免吃容易上火的食物，包括油炸、煎、炒，還有餅乾、花生等燥熱食物，少吃辛辣、味道刺激的食物，像是蔥、薑、蒜、咖哩。另外，現在很多人都喜歡喝咖啡，尤其便利咖啡店特別多，你喝太多咖啡時，唾液會減少，口中的味道就更強烈。所以，建議大家喝完咖啡多喝水，補充足夠的水分，臭味就會減少很多。

不想口氣太重的話，日常飲食以清淡為宜，蒸、燙或涼拌，也可選擇苦瓜、筊白筍、冬瓜比較祛火的食物；吃涼拌菜，盡量或減少放蔥、薑、蒜。當然，有些人會覺得放蔥、薑、蒜好吃一些。不過，你加了蔥、薑、蒜，就會讓你原本清新的口氣破功。

身體的火太旺盛也會造成口臭

千萬記住熬夜絕對不好，現在的年輕人往往會熬夜熬到 12 點、1 點以後才睡覺，這也是造成口臭最主要的問題，我們中醫叫這一種火氣為「虛火」。

「虛火」什麼意思呢？虛火就是身體虛弱又帶著

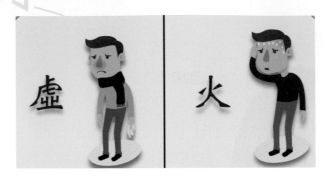

有火。意思是虛弱又有火熱。人容易發怒、生氣，這是很不好的狀況。發怒生氣，中醫叫它「肝火」或「心火」，會覺得嘴裡面苦苦的而且還有口臭。只要覺得口裡有點苦味，大概就是得了肝火、心火，所以，要學會控制自己的情緒，盡量不要發怒。

　　口腔裡面還有一些疾病，包括牙周病、蛀牙、口腔潰瘍等等，被稱之為「胃火」。牙周病患者，那個牙齒在搖動的時候，自己都會聞到一股臭味。假如說你去找牙醫，幫你把這個牙拔出來，一拔出來，他故意跟你開個玩笑，放到你的鼻子前面聞一聞，好臭啊！

　　那個味道比臭豆腐還要臭，而口腔裡有潰瘍、黏膜炎，牙齦有一些病變之類的，都可能造成很嚴重的口臭。

哪一種臭味正在警告內臟發生問題？

　　除了口腔造成的口臭問題以外，還有一個可能的原

因是臟腑出現問題。臨床上，我嗅聞到一些病人身上有什麼味道，我大概能知道他生什麼病。

有臊味可能是肝病問題；聞起來有焦味可能是心病；有香甜味的可能是脾；假如說是肺的毛病，會聞到腥臭味；腎臟有病就會聞到腐臭味；聞到像是爛蘋果的味道，有可能就是西醫所說的尿毒症。

西方醫學認為，口腔聞到酸臭味的話，可能是胃炎或是消化性的潰瘍；聞到有臭雞蛋、臭鴨蛋味道的話，有可能是胃的出口有點阻塞了或者是晚期胃癌，所以有口臭味的時候，你被人家聞到了不要害怕，趕緊找醫生總是對的。

口臭可能影響了人際關係
照這一篇的方法，試試看
不少人給我的回饋是改善了

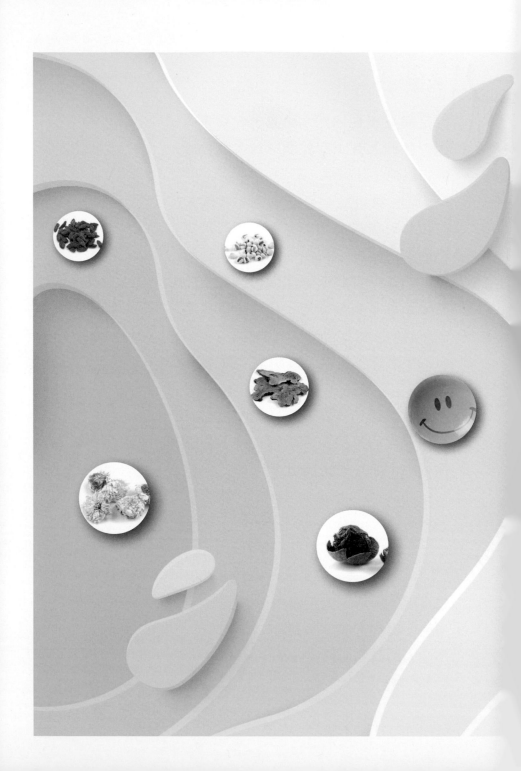

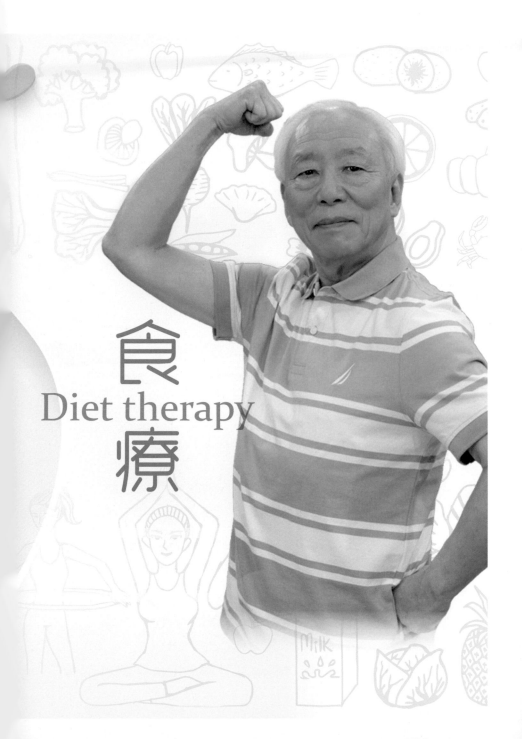

食

Diet therapy

療

好用食療食材一覽表

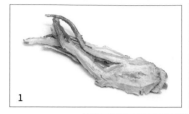
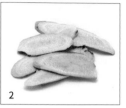

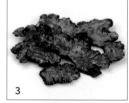
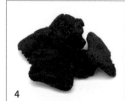
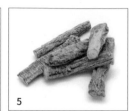

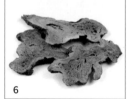
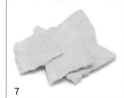
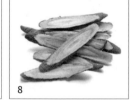

		功用	應用
1	**當歸**	補血、潤燥、滑腸	補血、潤腸通大便
2	**白芍**	補血、瀉肝、濇斂陰	補血、止抽筋的痛
3	**川芎**	補血、潤燥；宣，行氣搜風	補血行血、祛風止頭痛
4	**熟地**	平補肝腎，養血滋陰	補血、補腎
5	**黨參**	補中益氣	補氣、溫補脾胃
6	**白朮**	補脾、燥濕	溫補脾胃、利濕氣
7	**茯苓**	補心脾、通行水	瀉腎、利濕氣
8	**甘草**	有補有瀉、能表能裏、可升可降	藥方用以平衡藥性，解毒

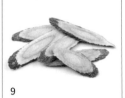

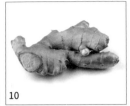

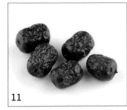

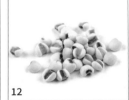

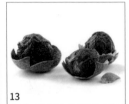

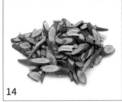

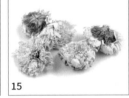

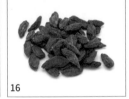

	功用	應用
9 黃耆	補氣、固表、瀉火	補脾，增免疫力
10 生薑	宣，散寒發表；止嘔開痰	驅寒，溫脾胃
11 紅棗	補脾胃，潤心肺，和百藥	和藥，平衡藥性
12 薏苡仁	補脾胃，通行水	利水利濕，去除尿酸
13 桂圓	補心脾	益智
14 桂枝	輕，解肌、調營衛	溫四肢，發汗
15 菊花	祛風濕，補肺腎，明目	明目，消炎
16 枸杞	平補而潤	補腎，明目，增甜

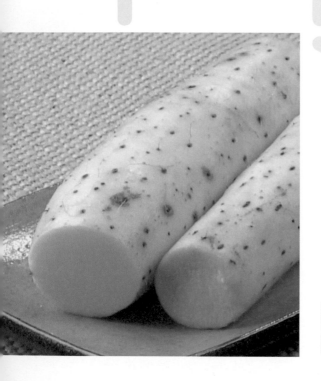

山藥功效多
強腎、養胃、降血糖

一個年輕人四十出頭就嚥了氣，
死了！在天堂，
他有機會問到上帝，為什麼這麼年輕就死了。
上帝跟他說：「根據你的工時申報單，你的年紀
已經八十二歲！」

　　一些師字輩的好朋友，他們工作時間長沒空吃飯、
沒空上廁所。最近台灣在半導體 AI、5G 領域都大出
風頭，像是科技工程師在防塵的環境下工作，不喝水
又憋尿。結果，尿液檢查出來尿蛋白，這就是腎臟出
問題了。

　　除此之外，我們的抗疫英雄醫護人員，好像也會這
樣，一直加班，工作像是永遠做不完似的；家庭主婦
們也是不輕鬆，要 24 小時待命照顧全家人，我們真的
得要感謝他們。

　　做太太的，不要臘黃的臉，不想變成黃臉婆，就得

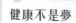
多愛自己一點。找個時間，吃一個簡單的山藥料理，來養生補一下吧！

山藥的功效是什麼呢？

「養中州以灌溉四方」，所謂中州就是脾。對美女們來說，山藥可以益氣養血和暖手腳，抗老化又美容，對我們這種高年級生來說，山藥補益中氣防感冒；對小朋友來說，山藥是防治腹瀉的好幫手，秋季可以多吃山藥。

型男帥哥吃了山藥，可以消除疲勞，強壯身體，工作決策有魄力。

有幾個補脾胃的藥，例如參苓白朮散、六神散；補腎的藥，例如還少丹、六味地黃丸等等，它們的處方當中，都有山藥這一味。可見山藥是補脾、補腎很好的食材。

山藥在中醫書裡都提到有補腎的功效，有這麼一句話，山藥乃男子之佳珍也，是男人最好的補品，下班以後，吃個山藥紫菜蛋花湯或者是山藥排骨湯也是很不錯的。

材料：山藥、紫菜、蔥花、薑絲，還有雞蛋。

調味料：鹽巴、胡椒粉、香油。

作法：把山藥去皮、切塊，泡在水裡，雞蛋打散，紫菜泡水備用，水滾了，放入薑絲、紫菜，山藥、鹽、胡椒粉，最後加入蛋液、蔥花、香油那就完成了。

涼拌山藥 潤肺山藥粥

山藥可以益氣養血，暖手腳、抗老化、美容養顏。氣血也變好了，像蘋果的肌膚一樣，自己看了都開心，夫妻感情也更好了，假日可以做一些給家人吃，能夠美容、瘦身。

山藥中含有大量的糖蛋白，能供給人體應用；它又以黏液蛋白的形式存在，能補充並增強人體黏液分泌，讓皮膚能夠很 Q 彈，是很好的美容食品。

涼拌山藥簡單好吃還補腎。取一小段日本山藥，加上麻醬、醬油、糖水，還有冷開水、辣油。把山藥去皮，切成差不多 1 公分粗、4 公分長，一小段一小段的切好備用，調味料拌勻，直接沾著吃就行了。

我有一個開咖啡店的朋友，他也供一些簡餐，他教我一個最簡單的吃法，就是把山藥削一削，刨成山藥絲片，加一點好醋（例如巴薩米克醋）、一點好油（例

如初榨橄欖油）就可以吃了。

山藥粥又叫潤肺山藥粥，山藥雖是補腎的，它也潤肺，你可以加一點蓮子，煮成山藥蓮子粥，或加銀杏（又叫白果），這個粥就叫作山藥銀杏粥。

山藥銀杏粥也可以幫助長輩血液循環好，李時珍說銀杏可以祛痰，他做過實驗，他把銀杏打碎，拿去洗沾滿油污的盤子，竟然可以洗得很乾淨。他類比的說，銀杏也可以把身體所有髒的東西都弄乾淨，髒東西當然包括了痰，銀杏能夠祛痰。

有一些藥方子就用銀杏來祛痰，例如：中醫有一個處方叫作「補肺阿膠散」。吃山藥銀杏粥，可以幫助長輩的血液循環變好，血壓就變穩定，還可以增強他的免疫力。

吃粥，會讓身體感到溫暖的，這些都是食療的方式；不要太在意每個成分的分量，就像一般煮地瓜粥的概念就可以了。如果喜歡，可以加一點肉絲或加一些排骨，煮了給小孩吃，正在讀國中或高中的學生，因為他們正好是在生長期，你給他吃這個營養也夠，還能夠長得高、長得壯。

每天考試，讀書壓力很大的學生們，他們常常熬夜又容易長青春痘，吃了這個粥也可以改善，身體暖呼

呼的，痘痘也可以消掉，體力也會變得更好，讀書會事半功倍。當他面臨考試的時候，也能夠達到比較好的標準。對小朋友來說，山藥也可以防止腹瀉，是一個很好的東西。

山藥 防感冒、手腳冰冷

對我們這種高年級生來說，山藥可以補中氣、防感冒、防手腳太冷。婆婆媽媽們煮一個粥當點心，自己吃防感冒又凍齡。

年輕人如果沒住在長輩家裡，就趁假日的時候，自己煮個山藥粥來補一下，怎麼煮？補氣顧胃的山藥參苓排骨粥，不用排骨的話，用肉絲也可以。假如，你是素食者中的一員，就不加排骨，也不加肉絲。

作法很簡單，用黨參 20 公克，加幾塊排骨，和水 8 杯，直接放到電鍋裡煮到開關跳起來，趁熱濾掉黨參。再加入已經洗乾淨的米一杯，把它煮成粥，再加茯苓粉 10 公克、大棗 10 顆（去掉籽），放入已經削過皮、切成小塊的新鮮山藥 100~200 公克，把它們一起煮沸，最後，加一點鹽巴，就完成了。

常常誤餐的人，可以把它當作點心吃，也可以當作

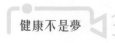

正餐來吃，通過補脾、補氣、補血，能讓人上班時，充滿能量。

山藥紅棗粥 有助疲勞胃弱族

　　山藥紅棗粥也是很簡單的一個方子：米 1 杯、山藥 150 公克、紅棗 20 公克、枸杞 5 公克、鹽一點點，依照個人喜歡，這裡面都可以加加減減。

　　白米、紅棗、山藥放入一起煮成稀飯，再加上枸杞，因為枸杞不能夠久煮，最後才放。

　　山藥紅棗粥對於長期勞累的人，能使氣血充足，不易發暈以及漂浮感。

　　對於胃弱的那些人，它能幫助消化吸收，對於罹患胃潰瘍、十二指腸潰瘍的人，它是最適合的食療。

　　我自己以前也有過十二指腸發炎的情況，吃一點稀粥會覺得很舒服。此外，對於服用消炎藥物過多，而引起的腸胃不適和體質虛弱的人，用這個恢復體力很有幫助。

　　有些自己獨居的老人家，不太會照顧自己，可能餐餐都隨便亂吃；年輕兒女平常因為工作，也不能很周全的照顧到他們。趁假日的時候，煮個山藥紅棗粥給

老人家吃一吃，也告訴他們吃山藥紅棗粥能補脾胃、益氣血、補腎的效果，老人家心裡會覺得很溫暖，覺得自己的兒女真心關心到他們了。

山藥甜湯全家吃

做個山藥甜食全家吃，素食者也可以吃喔！

材料有山藥 300 公克、白木耳 2 兩、蓮子 3 兩、龍眼乾 1 兩、紅棗 10 顆、冰糖適量、水 8 杯。龍眼本身有甜味，想加糖的話，可以看情況加加減減。

作法是先把蓮子、白木耳、紅棗泡開備用，山藥去皮切成丁狀，白木耳泡發開了之後，放到果汁機內，再加兩杯白開水打碎，將蓮子、紅棗加水煮軟，加上山藥、白木耳、冰糖，煮個 3 分鐘，放入龍眼乾，煮開了就可以吃囉。

中醫的書籍中說，山藥乃男子之佳珍
其實它的作用滿好的
有的人用了降低血糖，有的人吃了改善胃疾
煮湯也很好吃
搭配排骨、雞肉都不錯呢

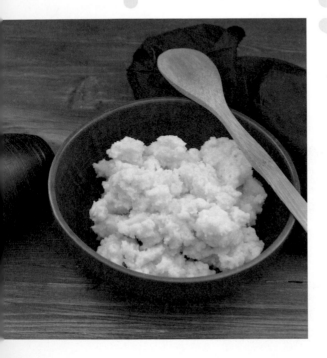

除皺健腦補腎
小米營養價值豐富

最近，全球疫情很嚴重。

好多人說，沒辦法出國搜刮便宜的維他命，

連日韓最夯的美妝產品也不能去買。

宅在家，給自己一些鼓勵吧！

　　有一種食物讓我們身體好、氣色好，價格又便宜，知道是什麼嗎？就是一碗小米粥，營養價值豐富，CP值超高。

小米綠豆粥 排毒美容除皺

　　小米綠豆粥有美容、補氣血、養胃、消腫的功效。小米還有一個作用，就是滋陰養血，女性朋友們可以多吃，為什麼呢？它能幫助妳減少皮膚的皺紋以及色斑。很多 30 幾歲的人，魚尾紋都出來了，而綠豆、小

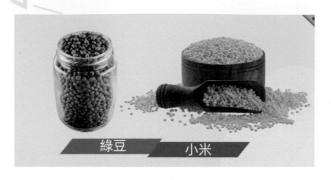

綠豆　小米

米能夠排除毒素，減少皺紋，它可以解決皮膚出油，頭皮屑增多的問題，小米跟綠豆熱量低，也很適合減肥的人食用。

材料：小米 120 公克、綠豆 30 公克、水 1500 公克。作法：將小米跟綠豆洗淨，放在電鍋的內鍋，外鍋加一杯水，按下開關即可，等到開關跳起來，再繼續悶一下子，就可以吃了。是不是很簡單呢。

壓力大吃不下 開胃助消化

最近，有的人開始覺得越來越疲勞，常常喊累，可能是壓力上升了。

現在年輕的白領族，壓力很大，工作很累，整天都沒有什麼胃口，不想吃飯，有的時候胃脹、胃痛，胃口不好，吃了小米粥，不但能開胃、養胃，幫助消化，美味又清新。

　　早上出門之前，喝一碗小米粥配麵包，簡單方便，還能補充營養，又可以帶來溫暖。另外，也可以試試看，煮飯的時候，將小米跟大米一起煮成乾飯也蠻好的。還可以煮給阿嬤或媽媽吃，幫助他們顧好身體。

　　我記得有一年，我去紐約法拉盛，見有一家餐廳供應小米飯。他們把小米跟大米一起煮成飯。它的味道非常好吃，糯糯黏黏的。

　　《本草綱目》中說：粟米，也就是小米，鹹微寒，無毒，時珍云味鹹、淡，氣寒下滲，腎之穀也。主治養腎氣，它是「腎的穀」，五穀有肝之穀、心之穀、脾之穀、肺之穀以及腎之穀。

　　小米就是腎之穀。有腎病的人都可以吃，虛熱、消渴、瀉痢都算是屬於腎病的。它可以滲利小便，讓小便能夠很容易的滲透而利下來，把腎的邪氣去掉後，就能夠補腎了。

小米粥油 健腦 消疲勞

　　從事腦力工作者，例如：程式設計師、商務界人士、設計師或做網紅 YouTuber 等的人，每天要用很多腦力，下班後，回到家裡，很多人都說他累的跟狗一樣

（千萬不要像狗好不好？）長時間用腦之後，頭腦昏脹、失眠、多夢、記憶力也下降、注意力也不集中。肚子脹脹的吃不下，這很累對不對？吃小米粥就可以幫你補腎健腦。

知道什麼叫作「米油」嗎？

煮米粥的時候，在最上層會浮出一層白白黏黏糊糊香香的，那個就叫作「米油」。小米也同樣可以煮出米油，就叫作「小米粥油」，你喝了「小米粥油」，胃病會好，有的人皮膚會變得白又嫩。

在《本草綱目拾遺》中說，米油能「實毛竅、最肥人」。毛竅是什麼？就是皮膚的意思，最能實毛竅，而且肥人就是讓人壯健，並不是長肥長胖，黑瘦的人吃了的話，百日就可以肥白，為什麼呢？它滋陰之功勝於熟地，熟地是補腎非常有用的一個藥物，而小米補腎的功效更勝於熟地。

清朝有一位醫生叫作王世雄，他在《隨息居飲食譜》裡談到，貧人患虛症，以濃米湯代參湯，每收奇跡，就是說喝濃的米湯比人參湯好。我想，很多人喜歡吃廣東粥，有一個粥叫作「瘦肉粥」，你把裡頭的米換成小米，試試看。

小米四分之一杯、糙米二分之一杯、絞肉125公

克、薑母一點點，蔥一、二支、加一點點鹽巴。晚上回到家，你把小米、糙米洗乾淨，泡一泡，瀝乾了以後，加入溫水浸泡一個小時，將米放在電鍋的內鍋中，加入 8~9 倍的水量，外鍋加 3 杯水，按下開關，等跳起來後，把瘦肉、蔥白切段、薑母切絲放進去，外鍋再加一杯水，按開關繼續煮，等到開關跳起來，加點鹽巴、蔥花就可以吃了，這就是很棒的「小米瘦肉粥」。

小米加一物 倒頭就睡

小米粥還可以治失眠，小米粥加一樣東西，倒頭就睡。非常奇怪的，常聽到才十幾歲的國中、高中生，就會失眠。青少年功課壓力最大，大部分是家長帶來看病。有一些中年人，夫妻失和、或擔心被裁員，甚至怕交不出房貸會失眠。一部分大學生，怕未來出路不好，有長期失眠的情況。

中醫認為的一種失眠狀況屬於胃的問題。說「胃不和則臥不安」，在《黃帝內經》中，有一個叫作半夏秫米湯，用半夏加秫米，秫米換成小米試試看，可以養胃，促進睡眠，可讓人睏意來襲，很快的就睡著了。經常失眠的人，可以適量的吃一點小米粥，對睡眠不足的

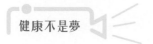

現代人而言,可以稱得上是第一補身的聖品。

尤其是經過熬煮出來的小米粥油,更能夠安神、穩定情緒,有助眠的效果。小米粥也能解除口臭,減少口中的細菌滋生。

廣東粥有一個叫「滑蛋粥」的,把滑蛋粥的米換成小米試試看。先用小米煮粥,取上面的米油後,再打入雞蛋,稍微再煮一下。臨睡的時候,一面用熱水泡腳,一面再喝些這個粥,就很容易睡好了。它可以養心安神,用於心血不足、煩躁失眠都可以。

小米南瓜粥助瘦身 解便秘

小米加南瓜有什麼好處?小米、南瓜,它們的熱量都不高。南瓜,有助於瘦身,南瓜它含有豐富的膳食纖維,吃了有飽腹感,而且促進消化。小米,是一種粗糧,含水量高、熱量低,纖維含量也高,那麼就能夠緩解便秘。

食材有小米 100 公克、南瓜 250 公克,水1000ml,鹽半茶匙,做的時候,就是把小米跟南瓜放在電鍋內鍋裡,外鍋加 2 杯水,按下開關,跳起來後,就算是完成了。

　　也可以早上煮好後，放在保溫罐，帶到公司，中午忙到沒有時間買午餐吃，就把保溫罐拿出來，又香又甜又熱騰騰的小米南瓜粥，這就非常好的。

　　尤其是大熱天，經常在外面跑動的人們，像是送貨員或是外送員，吃一個小米南瓜粥試試，可以幫助你解暑。如果你有外送的朋友，也可以把這道料理介紹給他。

小米，常常被北方人煮成粥吃

筆者認為

小米粥和烤餅、蔥油餅、牛肉捲餅

韭菜盒子都是絕配

小米煮出來的粥油特別能保護胃壁

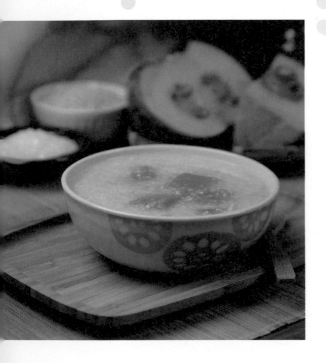

吃南瓜好處多
護眼、顧胃、減肥

南瓜全身是寶！

減肥、護眼、預防胃潰瘍、攝護腺疾病。

介紹大家南瓜五吃，

讓家庭事業健康都 All Pass。

吃南瓜真的可以減肥嗎？南瓜減肥三大奇效，讓你不挨餓，健康瘦還能預防肥胖。

南瓜減肥三大奇效

助排便瘦身

南瓜熱量低，吃了又容易飽足，又能幫助排便。南瓜雖然吃起來甜甜的，不過，它卻是低糖食物，吃了也不用擔心會發胖。南瓜的膳食纖維很多，可以解決

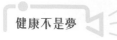

便秘的困擾。

常常吃飯不定時的人,也可以將南瓜當作點心吃,讓肚子不會餓著。

脂肪不留體內

南瓜的果膠很多。當吃南瓜時,會覺得嘴巴有點黏黏的,那些就是南瓜的果膠,可以防止身體吸收太多的脂肪。

排毒消水腫

南瓜本身有利尿的作用,不但能消水腫,還能排毒,熱量低又養顏美容。最簡單的做法是,用電鍋蒸南瓜,直接把南瓜切成一塊一塊,放進鍋子裡蒸,也可以做成「南瓜飯」,把米洗好加入適當的水量,再把南瓜塊放在上面一層,放進電鍋煮熟即可。

2 種南瓜湯 恢復眼睛疲勞

最近,因為眼睛問題來看病的人越來越多,不只是

青少年，連中老年人也大部分變成了
3C 族。長時間看電腦滑手機，出現白
內障、視力減退、眼油多等等，嚴重
者會造成黃斑部病變。

　　南瓜是護眼好料。吃南瓜可預防眼
睛的黃斑部病變、白內障，還可增加夜
間的視力。這裡，給大家介紹 2 種南瓜
湯飲，一道是「南瓜豆漿」，一道是「南
瓜濃湯」。

南瓜豆漿

　　如果家中正在升學的孩子，天天
讀書讀到很晚，肚子餓了，這時，媽
媽煮一杯「南瓜豆漿」讓孩子止餓，
還能緩解眼睛疲勞。

　　南瓜豆漿作法很簡單：南瓜 150
公克、豆漿 600ml，南瓜去籽，切塊，
放進電鍋中蒸熟。再把豆漿加熱，將
豆漿、蒸熟的南瓜，用果汁機打成「南
瓜豆漿」，味道很可口。

南瓜濃湯

另一道南瓜濃湯的做法，食材有南瓜 500 公克、牛奶 200ml、水 100ml、鹽、胡椒少許，一起放到電鍋中蒸熟，再加一點水，倒在果汁機裡頭打成泥狀，取一個空的鍋子，放入南瓜泥、牛奶，用小火煮 10 分鐘，關火。

南瓜是護胃高手

南瓜是預防胃潰瘍的天然食物。有些人生活作息不定，無法正常吃飯。年紀輕輕得胃潰瘍、十二指腸潰瘍等等的人非常之多。胃潰瘍不只會疼痛，還會反覆發生，甚至造成胃穿孔，危及生命。

許多人一開始都是胃部不舒服，反酸飽脹。其實，這都是胃黏膜已經開始發生潰瘍了。南瓜，對於有輕度

胃潰瘍的患者，可以幫助加快胃潰瘍的傷口癒合，還能夠保護胃腸道的黏膜，促進膽汁的分泌，幫助食物消化。

明朝有一本《醫學入門》裡頭記載：「晨起食粥，推陳出新，利膈養胃，生津液，令人一日清爽，所補不小也。」意思是說粥是很好的，小米跟南瓜都有養胃、利尿的作用，小米南瓜放在一起煮成粥，對於消化道的潰瘍很有幫助。

善用悶燒罐。晚上睡覺之前，把南瓜洗乾淨，切塊，放在冰箱裡。早上把切好的南瓜（小塊）丟到悶燒罐裡，加入沸騰的開水，帶去公司。中午實在很忙無法吃頓正餐的人，趁空檔把這個悶燒罐打開，立即享用一頓美食。

也可以煮一點小米南瓜粥護胃。小米南瓜粥的做法是，南瓜 200 公克、小米 50 公克，把南瓜切塊，小米洗淨。鍋子裡放水，大火煮滾後，再把小米南瓜放進去，轉小火煮 30 分鐘；煮的時候，稍微注意一下，不時的攪拌攪拌，以免沾鍋。

每天吃一點南瓜，可以搞定頻尿、夜尿。

常吃南瓜 預防攝護腺疾病

　　吃南瓜,能解決熟齡男性的困擾。熟齡男性最大的困擾是什麼?就是攝護腺的疾病,吃南瓜可以預防攝護腺的疾病。我所知道的,南瓜田裡的農人,他們大部分沒有攝護腺的毛病。

　　攝護腺肥大的毛病,現在有年輕化的傾向。以前,大多數都是 60 多歲的人才開始有這個困擾。現在在診所看診時,三不五時會有 40 歲左右的人抱怨小便困難,竟然已經開始出現攝護腺的問題了。例如:站在小便斗前,等很久很久才排出來,或有的人明明剛剛才上過廁所,現在又想上廁所。一到晚上,問題更嚴重,夜間起來上廁所好幾次,連覺也睡不好了。

　　還有一種就是常常想著性方面事物的人,這種人也容易得攝護腺肥大的毛病。主要原因是:攝護腺的重要作用是產生精液;經常想著性事物的時候,攝護腺就一直受著刺激,相等於一直在使用著。有這麼個「用進廢退」的說法,一直在使用的攝護腺就可能增大。對性事要盡量放淡,不要看太重。

　　在我的診所裡,遇到攝護腺肥大的病人,我有時會開一個處方叫「清心丸」,就是讓患者盡量少想性方

面的事物。

醫學研究說南瓜籽可以改善排尿的速度，減少半夜上廁所的次數。年輕人，多觀察一下，你的爸爸是不是有頻尿這樣的問題？如果有，可以買一些南瓜籽或南瓜籽磨成的粉，孝敬爸爸，他會很開心的。

想要生小孩的人，也可以常常吃南瓜葉跟南瓜籽。它能提高男性生育能力、增加精蟲數量和增進品質，南瓜籽在大賣場裡都可以買得到，也可以當零食吃。

有的人牙齒不夠強壯，不喜歡咬瓜子。可以買南瓜籽粉來吃。大賣場裡，常常可以見到販賣已經磨好了的南瓜籽粉，加入在牛奶裡，添加一點點砂糖，很好喝的。每天喝一點當早餐也都不錯。

豐富礦物質 補血好氣色

貧血的人，必須補血了。

你是不是常常有這樣的情況？感覺上就是，蹲下去站起來時，覺得眼冒金星，頭昏眼花，那很可能是有貧血的問題了。

清朝，有一位名醫陳修園，他就已經知道南瓜是「補血妙品」，南瓜有豐富的礦物質，鈷、鋅、鐵。它們都是製造血液的重要微量物質，能有效改善貧血。所以，常吃南瓜的話，能夠讓忙碌的你輕鬆擁有健康好氣色。

吃南瓜好處很多。但要提醒一下，什麼東西都適可而止。南瓜吃太多，可能患腳氣和黃疸；李時珍說「多食發腳氣、黃疸」。還有，南瓜不可以跟羊肉一起吃，為什麼？會讓人氣壅；氣壅就是覺得腸胃飽脹。所以，還是吃得適量比較好。

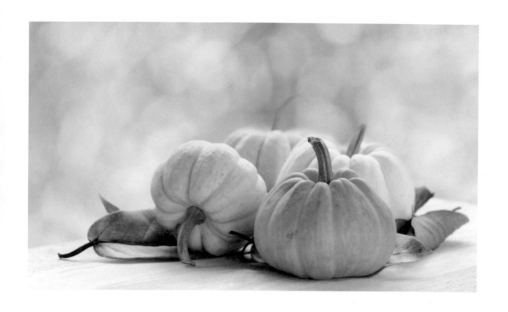

南瓜有吸收油的效果
有人以南瓜墊底,做粉蒸肉或粉蒸排骨
那個肥油全被南瓜吸收了
南瓜也變得更好吃
烹煮南瓜的時候盡量不用油
吃進體內的南瓜幫忙吸收身體油分
達到減肥的效果
真好啊,不是嗎?

粉絲 Q&A

Q｜高血壓可以吃南瓜嗎？
高血壓可以吃山藥嗎？

Q｜南瓜不能吃太多，
到底多少才是太多？

Q｜可以每天吃嗎？
多久吃一次？

Q｜有甲狀腺的人，
可以吃南瓜嗎？

Q｜南瓜煮麥片粥，
行嗎？

A：都可以，血壓高它不是病，是身體出狀況了才血壓高。例如你的腎臟不好，心臟不好或者是有其他什麼病了，你血壓才會高的。

吃了南瓜或山藥身體變好了，怎麼會對血壓有困擾？不會，因為你把身體變好，血壓就不會受到干擾。

A：你的身體會告訴你怎樣才是太多。當覺得有點兒飽脹了，甚至於打飽嗝了，你說這個時候是不是已經吃多了！就這麼簡單嘛！

A：都可以吃，每天吃也無所謂。南瓜不是經常買得到對不對，只有一個季節，有長輩說有「病母」的人不能吃南瓜，其實不是，有些人濕氣太重的，就要節制不宜吃太多。

A：每個人都有甲狀腺，好嗎？我想，你是說甲狀腺腫或甲狀腺功能亢進吧。都可以吃南瓜。

先講清楚，甲狀腺無論亢進或低下，都有可能甲狀腺腫。甲狀腺腫生菜是絕對不要吃。可是，甲狀腺腫，吃南瓜是沒有禁忌的。

A：當然行。南瓜怎麼煮都可以，都好吃，有人煮南瓜米粉，有人煮南瓜飯。

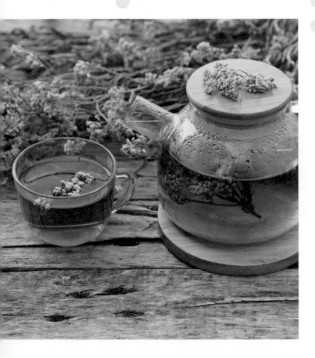

茶湯美白瘦身
簡單又不花大錢

自己親手做個簡單天然的茶飲、美白湯
和美白淡斑面膜，讓全家大小，婆婆媽媽，
大姑小姑，大家吃了以後，
每一個人的皮膚都透亮白皙。

　　想要皮膚白白ㄅㄨㄞㄅㄨㄞ的妹妹們瞅過來。中醫養顏妙招讓妳由內而外，容光煥發。

　　有一次，看到我們的小編敷面膜，我也把面膜貼在臉上試用看看，感覺涼涼的，很舒服。不過有許多人，一想到要花那麼多的時間把這個面膜放在臉上，可能就想自動放棄了。女孩子們為了愛美，為了保養皮膚，還真的受盡了折磨。

　　讓自己看起來更好看、有自信，我想這也挺好的，是不是？

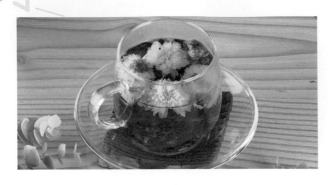

養顏花茶飲 氣色紅潤 消除黑斑

　　這個花茶包括兩種花，一個是白菊花，另一個是玫瑰花。大家都知道白菊花是養肝養肺的。它的花瓣白色，白色入肺又能養肺；肺好，皮膚就白皙一些，肝養好了，氣色就變好了。

　　玫瑰花可以去除瘀血，逐瘀養顏。記得我以前讀的古書中提到過，楊貴妃最喜歡玫瑰花浴。在沐浴時，浴池中放入玫瑰花，能使皮膚更嫩、更紅潤。

　　養顏花茶飲的材料有白菊花 10 公克、玫瑰花 5 朵、紅棗數顆，煮成一壺茶來喝。對於通勤上班的人，遇到工作壓力大，常常熬夜或者失眠的情況，這可能會影響內分泌，使新陳代謝變慢，於是，黑色色素沉澱，不容易排泄出去的話，就容易長黑斑，經常喝「養顏花茶飲」，不僅能夠讓經血排得順利，還能養顏美容。

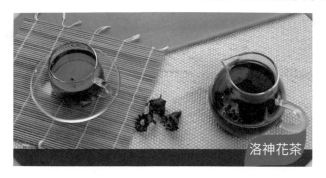

洛神花茶

美容消脂 洛神花茶

洛神花茶是用洛神花、山楂、甘草、烏梅一起煮，其實就是過去我們喝過的，美味沁涼的「酸梅湯」。

山楂可以去油脂，它們的功效就是能幫助瘦身。洛神花可以降血脂、降膽固醇、抗發炎、抗老化……。烏梅，古籍記載，可以斂肺止咳，澀腸止瀉，安蛔止癩，生津止渴。

我把這個方子叫作「洛神花茶」，喝了這個茶可以瘦身、美容、消脂。

抗老 紅棗大米湯

紅棗有養脾胃、滋血脈、潤肌膚作用，還能抗衰老。古書裡，有的時候會寫肥美大紅棗，就是又肥又美的大紅棗，它養顏滋潤肌膚的作用更好。

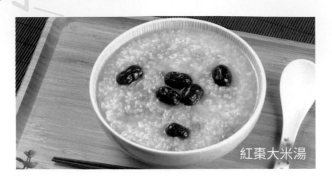

紅棗大米湯

　　如果找不到那種很大的紅棗，你就用普通的紅棗也可以，能夠購買到肥美的大紅棗那就更好。這個大紅棗跟米一起煮，雖然水多一些，但還是要煮的比較濃稠，這一個粥，我們稱之「紅棗大米粥」。如果煮粥的時候，只取上面稀湯，再煮得比較濃些，那叫做「泔糜」（台語就唸做泔ㄋㄚˋ糜ㄇㄟˊ）。泔糜有止咳嗽作用。

　　《黃帝內經》講「五穀為養」，五穀可以養人的五臟。其實，它最重要的是養脾。在古書裡有一些藥方它會傷胃，多半都會加一點米進去，例如：「白虎湯」、「白虎人參湯」、「竹葉石膏湯」、「竹葉黃耆湯」等等藥方當中，都有加米以養脾胃。紅棗大米湯的材料，是紅棗50公克、大米80公克，放在一起煮。水加多些，濃煮。意思是要煮得比較黏稠些的米湯。如此煮成的湯，它可以養顏美容。

　　除此之外，有一些治療咳嗽的處方裡，會加入米（古人使用梗米），像是「補肺阿膠湯」、「麥門冬湯」，

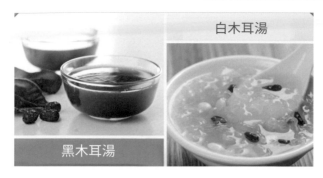

白木耳湯

黑木耳湯

裡頭都有米。因為不同顏色的藥物有治療不同臟腑的作用，白色入肺，米是白色的，就有養肺、療肺的作用。

紅棗大米湯除了養脾、養肺以外，五臟全都有被它補養的效果。能養血、補血，煮了給全家大小補養補養，婆婆媽媽、大姑小姑，大家吃了後，皮膚都變得透亮白皙。

木耳湯 小孩長高 長輩腳有力

來一個美白養顏的湯方，讓你由內而外，健康又自然地白起來。這個湯方叫作「黑白木耳湯」。很多人喜歡吃黑木耳、白木耳，小孩跟長輩喝這個湯都是非常好的，因為它有豐富的膠質。

煮木耳的時間長一點，讓膠質給煮出來，有濃濃的黏稠感，那就很好。吃進的膠質多，就能讓身體裡的鈣被抓捕住。現在很多人都說，老年缺鈣會出現骨質

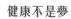

疏鬆，如果常常吃木耳，長輩走路時，雙腳也比較有力。

　　小孩的成長也需要鈣。骨頭才能長的長，如此能長高、長大。黑白木耳中的膠質，它能使游離在血液中的鈣質真正被抓住。人們以為吃很多鈣，就能留在身體裡，其實不是那麼簡單的。如果吃了多一點的膠質，就能使鈣留在身體裡頭。小孩子吃了含量豐富的膠質，身高抽高的機會較大。

綠茶薏仁面膜 留住青春不要痘

　　綠茶和薏仁可以拿來做面膜，能夠美白。喝綠茶的時候，能感到它那個澀澀的感覺，這個澀的物質，敷在臉上能收澀臉部的皮膚，能撫平皺紋。另外，薏仁

Q 小常識

客廳中，常常看到這樣的場景：年紀大的長輩們，不喜歡坐在那個很矮的沙發上。

為什麼呢？老年人的膝蓋沒力、肌肉也沒力，坐久了要站起來時，會感到很吃力很辛苦。

這也和身體缺鈣有關。

有消炎作用，能去掉暗斑，我們在治療青春痘的藥方中加點薏仁，主要就是這個作用，它可以消除所有的瘀血。

光敏感食物 變黑又長斑

想美白的話，有一些食物要注意不可以吃，它們被稱為「光敏感的食物」。最主要就是內臟類，例如：牛肚、豬肝、豬肚，還有雞肝等等，內臟的食物吃起來都有光敏感的作用。吃了以後，被太陽光曬一曬，就可能產生黑斑，吃這些食物時盡量注意一些。

跟大家提醒一下，壓力大常常熬夜，長時間的作息不正常，也會造成美容上的問題，它們是美容大敵，還是要讓自己的作息正常一些才是根本解決之法。

各種花茶，賞心悅目
尤其是能美顏養容，讓人容光煥發
做起來又不是太難
何不來壺花茶
犒賞一下自己和另一半？

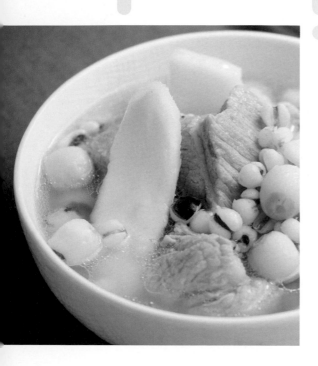

消除疲勞
四神湯超有效

上班好累，喝四神湯「消除疲勞」超有效！
還能降血糖、抗癌、消水腫。
每天拍打腎經，
強腎恢復體力、減肥除濕氣。

　　網路上有些女性朋友跟我抱怨，她說夫妻兩人都是上班族，自己下班後回家，要忙著煮晚餐餵飽一家大小，請先生幫忙看小孩，過一會兒，卻發現先生躺在沙發上呼呼大睡或者是一直滑手機，不知道小孩子已把家裏弄得大亂。自己煮完飯後，還得收拾殘局，氣得不得了，不知道該怎麼辦？

　　其實，這多數可能是上班太累了。人太累的時候，就可能傷腎，傷腎就會覺得很累。

　　我們能不能用一些辦法來舒緩下班後的疲勞呢？

跟大家介紹一個便宜又能夠利水、消腫祛濕兼消脂、還能顧脾胃，讓大家吃了有幸福感的一道湯品，那就是台灣著名小吃「四神湯」。可別小看這一碗湯喔，它可是一道能幫助身體健康的食療方。

上班吃大小餐 造成脂肪肝

　　現在的社會，像是服務業的美容師、美髮師，還有餐飲業、銀行業、工程師、研究人員和百貨公司的櫃姐。這些職業的人特別在忙碌的時候，吃飯時間不夠，不能夠好好吃飯；還有，吃飯的時候也多是緊張的不得了，快速地吃幾口飯填飽肚子。結果，造成消化不良、脾胃功能失調，身體出現許多小毛病。

　　有吃飯時間不固定困擾的人，有時候會這樣想：既然下一餐不知道什麼時候吃，這一餐我就吃多一點，吃得飽飽的，可以撐久一點不餓肚子。這樣常常撐到下午兩、三點才吃午餐，能吃的時候就吃很多，沒時間吃就餓肚子或吃少一點。如果你經常這樣做，那就是在「吃大小餐」了，它會造成非常嚴重的後果。

　　我們身體每一個內臟，腸胃肝膽等內臟，表面會有一層脂肪保護它，這個內臟上面長的脂肪，就叫「內

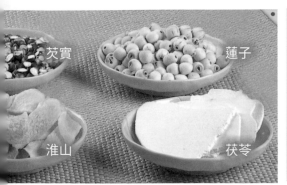

茨實　蓮子

淮山　茯苓

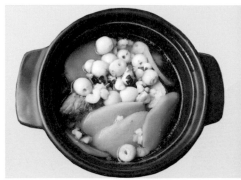

臟脂肪」。

　　內臟脂肪本來就是內臟上存在的東西，少少有一點沒問題，能保護內臟。如果內臟脂肪過多，就可能往外溢出形成大肚腩。大肚腩常是吃東西不正常造成的。尤其經常吃大小餐的人，不能定時定量吃東西，不止是形成大肚腩，更可能造成脂肪肝。脂肪肝，就是肝細胞的脂肪變性；說白了，那就是肝原來的細胞變成了脂肪細胞。

四神湯好吃 還能消除疲勞超有效

　　「四神湯」的材料非常便宜（大約新台幣一百塊錢）。它的作法又極其簡單。做一個這樣簡單又經濟實惠的湯，能照顧全家人的健康。

「四神湯」的藥材有芡實、蓮子、淮山（山藥）、茯苓。在台灣有很多的人喜歡再加上薏仁，成為 5 味藥材的四神湯。而且，薏仁的量常常根據實用原則，量還可以多加一點，這 5 種材料搭配是很棒的處方。

「四神湯」能軟化硬物、降低尿酸

薏仁有利尿作用，它可軟堅，能去除體內尿酸、也可能降低腫瘤的威脅。

「四神湯」可以軟化很硬的食物，有脂肪肝、肝硬化或者是任何部位的

Q 小叮嚀　　　懷孕的人勿吃薏仁

薏仁，對懷孕的人是有害處的。現代醫學研究，薏仁含有一種化學物質叫「薏仁醇」，能使子宮強力收縮。薏仁醇的強力收縮作用可能造成懷孕者流產。因此，懷孕的人吃四神湯時，必須注意不要加薏仁。

纖維化，吃「四神湯」都有幫助。

　　現代病三高：血壓高、血糖高、血脂肪高都常常跟久坐、三餐不定時、緊張有關，也可以喝「四神湯」來改善。

　　「四神湯」中的茯苓有利尿作用，薏仁有利尿、軟堅的功效，山藥、蓮子、芡實能補脾，它們能促使脾胃變好，而且芡實還可以顧腎，山藥有降血糖的功效。

　　有一位大約 80 歲的老太太來找我看病，她有三高和尿酸高的問題。我跟她說吃「四神湯」試試，她連續吃了兩年之後，再度來給我看診，跟我講三高都不見了，甚至連痛風、尿酸都好了。

用電子鍋煮好，裝在保溫罐帶去公司

　　「四神湯」除了 5 種材料外，你還可以放雞肉、排骨、里脊肉等等增加它的美味和營養。

　　如果你是上班族，可以在前一晚，先把「四神湯」材料放進電子鍋，以定時的方式煮熟，也可以煮好放在悶燒鍋中燜一個晚上。第二天早上，就有熱呼呼的「四神湯」可以吃了。

　　經常餓肚子會造成疲倦、血糖過低。當血糖過低

時，腦中的糖分就供應不夠了，以至於沒有精神工作而且容易頭暈。嚴重的話，有可能昏倒。長期下來，搞不好胃腸就變壞了，造成胃潰瘍、十二指腸潰瘍或者厭食，都可能發生。

用電子鍋煮好後，將「四神湯」放在一個保溫罐，當作中午的午餐來吃，或者你是從事服務業的人，有空檔時，先吃一點填肚子，等忙完有時間再來好好吃一頓中餐，這樣就不會餓過頭了。

經常讓胃處於空置的情況，容易引起便秘或潰瘍。也可能讓罹癌的機會增多。

中藥有一個處方藥叫「參苓白朮散」，是補脾胃的很好處方。參苓白朮散由這幾味藥組成：人參、白朮、

小常識

為什麼四神湯常跟豬肚、豬腸一起煮？

四神湯有「軟堅」作用，能使很難煮爛的豬肚、豬腸等很堅硬的食物軟化。根據經驗，豬肚、豬腸很難煮爛，如果將它們和四神湯料一起煮，短時間內可以煮爛。

四神湯在應用上，它可能把堅硬的肉瘤消蝕。所以，四神湯可能是治療癌症的選項之一。

茯苓、甘草、扁豆、山藥、蓮子、薏苡仁、桔梗、砂仁、大棗。

從四君子湯演變而成。它能用以治腹瀉，也用以治便秘。參苓白朮散的藥物組成當中就有四神湯。

四神湯加狗尾草讓小孩胃口變好

如果想要更開胃的話，還可以在「四神湯」裡頭加一點點「狗尾草」。「狗尾草」在台灣是非常著名的一個草藥，但是，中藥房大部分沒有賣。在青草藥店或在菜市場才能買到它。「狗尾草」有微微的香味、微微的甜味，煮在四神湯裡頭，吃了可以溫暖脾胃。而且，小孩吃了不容易感冒，讀書更專

小辭典

日本處方 WTTC

有一個藥方叫做 W.T.T.C.，是日本人發明的一個中藥方，在台灣把它稱之為「樂適舒」，是用來治療大腸、胃腫瘤的一個處方。

WTTC 組成藥物就是薏苡仁、芡實、紫藤瘤、菱角。這個藥方的組成和四神湯有些相近，療效也很接近。

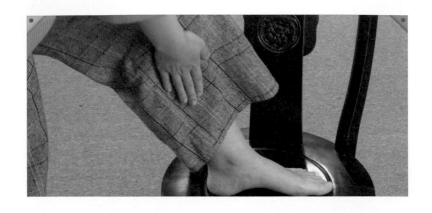

心，大約一個星期吃個 1~2 次，就有很大的效果了，小孩的胃口也會變好。

吃太鹹 拍打腎經消水腫

對於工作疲勞的人而言，除了吃「四神湯」補腎，恢復疲勞之外，可以三不五時拍打「腎經」。「腎經」在大腿內側和小腿內側。包括了肝、脾、腎三個經絡都在兩腿內側。在兩腿內側從上往下拍一拍或從下往上拍一拍，疲勞感會立刻消失殆盡，還能起到強腎作用，不但如此，對消除水腫也很有幫助。

久坐辦公室或常常久站的上班族，常常外食、口味偏好吃重鹹的人，容易身體水腫；而口味偏愛吃甜，又

不愛動的人，易得糖尿病，脂肪也容易堆積發胖，精
神常常不好。

　如果一個人真的無法避開外食，可以自己帶一點天
然的日曬鹽或礦物鹽（例如玫瑰鹽），點餐時，跟服務
生說請廚師不要加鹽和味精，等餐點上桌後，自己加
一點天然鹽，吃得健康又不易罹患腎臟病或高血壓。

四神湯，也叫四臣湯，諧音是「事成湯」
看看，多好啊
事成！喝了它消除疲勞又事成
祝福煮這個湯和吃這個湯的人都事事成功

 小常識

以前的食用鹽是用太陽自然曬出來的，叫日曬鹽。

現在的鹽是用特殊的方法得到的，有些資料上說是用
電解方式得到。

電解獲得的鹽，已經過度純化，就只剩下氯化鈉了，
少了日曬鹽當中的一些微量元素。

如果常常吃這種電解鹽，又口味重吃得很鹹，罹患腎
臟病和高血壓的機率會增高。

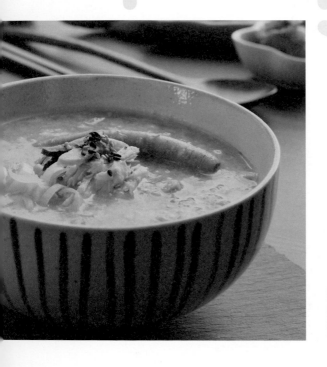

一碗養生粥
補元氣治百病

一碗粥就能治百病，

還有美白、補血、延年益壽的功效。

人們可能會想，

很普通的食物耶，它能有多大的功效？

以下介紹 5 種養生粥，

治咳、美白消水腫、補元氣治百病。

可別小看這麼一碗粥，根據《周書》記載，黃帝時期即開始「烹穀為粥」，這粥是天然的補物，有天下第一補物的美稱。

白米經過熬煮後，米粥最上層的米湯，煮的濃稠了就是「濃米湯」。「濃米湯」可以治咳嗽。除此之外，「濃米湯」還有很多功效，不同的粥對身體也有不同的幫助。

濃米湯 益氣、養陰、潤燥

用米煮出來的「濃米湯」，補養人體的功效可與人

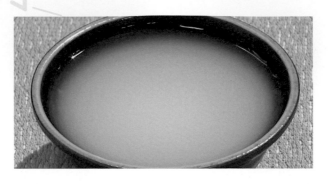

參湯媲美，經濟又實惠。把米熬成粥時，最上一層的濃米湯好像油一樣，就稱之為「米油」，它是粥的精華，「濃米湯」含有現代人講的維他命 B1、B2、還有磷、鐵、無機鹽等等各種豐富的營養素。

若以中醫的講法，就是益氣、養陰、潤燥。《本草綱目拾遺》中說「米油」是很好的！

這「米油」指的就是將米煮成粥後，最上面會有一層薄薄的油脂狀的米湯。而「米油」能實毛竅，讓皮膚光滑細嫩。不僅如此，還能讓人長得壯實，尤其是營養不良的人吃了之後，大約一百天，就能夠養得又肥又白，它的滋陰效果比中藥材「熟地」還要好。

經過九蒸九曬後的地黃，就叫做「熟地」。清代名醫王士雄有一本著作叫作《隨息居飲食譜》，如果是貧窮的人患了虛症，身體瘦弱不壯實，又沒有錢買參湯補身要怎麼辦？熬一碗濃米湯來代替人參湯，也能收到同樣的奇效。

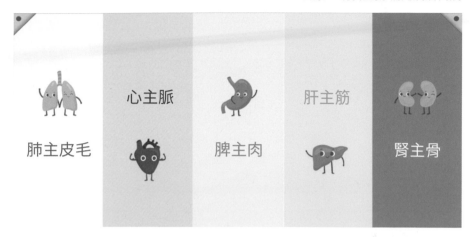

吃五穀才能夠養人的身體

黃帝內經說：「五穀為養、五畜為益、五果為助、五菜為充。」它意思是說，人的身體最主要的是補充五穀，吃五穀才能夠養人的身體。

現在的人很常講，正在減肥的人要少吃米飯。為什麼呢？因為米飯裡頭含有很多的澱粉。吃多了澱粉，就會讓人肥胖啊，會得糖尿病啊等等說法。其實，並不是。

你知道嗎？五穀它可以養人身體的五臟六腑。五臟六腑對應的是什麼？就是皮膚、血脈、肌肉、筋、骨，你吃了五穀，才能把你的皮、脈、肌、筋、骨都給養好。

長期吃不下東西的人，或是動手術開刀後的病人，由於元氣大傷，需要補充營養。剛開始吃東西時，不要立刻給他吃乾飯，也不要給他吃大魚大肉，就給他

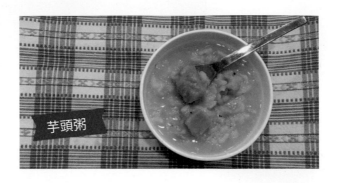

芋頭粥

吃一點米湯最好。

你知道嗎？濃米湯還能夠養頭髮，讓頭髮變得烏黑濃密，讓營養順利送達到頭髮各處。頭髮長得烏黑之外，濃米湯又能減少掉髮，而且，這個濃米湯還能夠使皮膚白嫩有光澤。

中醫講白色的食物能夠入肺，肺主管的就是皮膚，吃點白米煮出來的濃米湯，能改善皮膚黯淡，打通筋絡，使阻塞毛孔等等廢物，都可以被清除出去，喝一碗好的粥，防病養身，排毒養顏。

芋頭粥 開胃生津、消炎鎮痛

現代人生活忙碌，常常外食，如果不方便自己煮粥吃的話，在台灣市面上也有賣芋頭粥的，喝一碗芋頭粥可以開胃生津、消炎鎮痛、補氣益腎，你常常吃也有

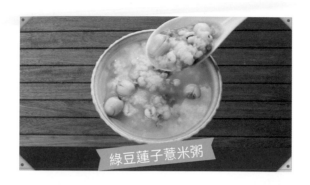

綠豆蓮子薏米粥

治胃痛的效果。另外，芋頭也可預防痢疾、慢性腎炎。

綠豆蓮子薏米粥 除痘消水腫

綠豆蓮子薏米粥可以美白、消水腫。薏仁能消除青春痘、消除雀斑，還可以讓皮膚不粗糙，而蓮子的作用是補脾胃的。

《黃帝內經》有「胃不和，則臥不安」的說法，就是說中醫認為，胃不夠好的人，睡眠品質差，甚至失眠。《黃帝內經》的解決方式就是「半夏秫米湯」，它能改善脾胃的狀況。如果常吃蓮子粥補脾胃，也可解除失眠的困擾。蓮子味甘微涼，能養心益腎、健脾止瀉，有一個方子叫作「四神湯」，裡頭就有蓮子。綠豆是清熱解毒的，這幾個合起來煮成「綠豆蓮子薏米粥」可安神、補氣、潤膚還可以消除水腫。

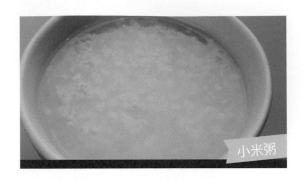

小米粥

小米粥 預防攝護腺肥大

　　小米粥也是很棒的一個粥品。韓
懋在《醫通》中提到，有一個人患了
一種病，古人叫做「淋」。淋的症狀
就是小便滴滴嗒嗒的，尿不乾淨。這
個淋的病情，有點類似現在醫學所謂
的攝護腺肥大。

　　韓懋的這位得「淋」病的病人，不
肯吃藥。於是，韓懋就讓他吃小米粥。
說，只要餓了，其他東西都不吃，只
用小米粥充飢，大約過了十天，病狀
開始減輕了，連續吃了一個多月後，
小便滴滴答答的症狀已經完全沒有
了。

　　用五穀煮粥是非常好的。

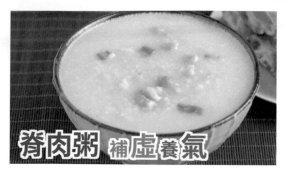

體質虛弱 「脊肉粥」滋補營養

「脊肉」就是豬的里脊肉，這個部位的肉，拿來炒肉絲，口感鮮嫩，做成肉排香酥美味，做成脊肉粥就是將肉切成絲，再下鍋熬煮成粥，特別是對久久沒辦法好好吃飯的人，例如生大病之後的人，也是一道很不錯的料理。

很多年前，我的一位親人得癌症，很長時間，他吃什麼就吐什麼，有一天，一個朋友看他這麼難過，就煮個粥讓他吃吃看，他就是煮「脊肉粥」。結果，這位親人喝了以後，他說：「哎呀！真好，我好久沒有這麼舒舒服服的吃過一頓東西了。」

早上一碗熱熱的粥 健脾養胃

《黃帝內經》說，五穀為養、五畜為益。五穀就是米、麥……等穀類食物，五畜就是肉類食物。

吃五穀能養人的身體，用五穀熬成粥，那很可能對你的身體是很有幫助的，又加上一點容易消化的肉類。很難想像到，一碗平凡的粥就有這麼多的好處！

早上趕上班的人，可以前一天晚上，用電鍋煮好放在電鍋裡或是悶燒鍋中保溫，到了第二天早上還是熱熱的。一大早起來，就可以吃到熱熱的粥，對脾胃很有幫助，不但你的孩子可以長得好，公婆吃了氣色好，先生也睡得好。

現在的年輕人忙著工作、忙著孩子、忙著很多的事。做為長輩的老年人如果有空，也可以煮一鍋這樣的養生粥給孩子或孫兒吃，兒女們有強健的體力能好好的工作，而且溫暖身心！

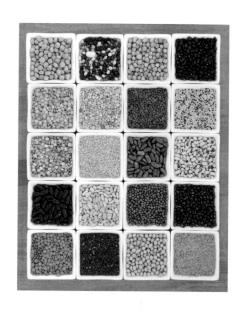

里脊肉，本身的蛋白質營養就非常好

加上粥的護胃效果卓著

生病之時什麼都吃不下

胃腸也不好吸收

里脊肉粥加一點黑胡椒或白胡椒

吃下去就是最享受的事哩

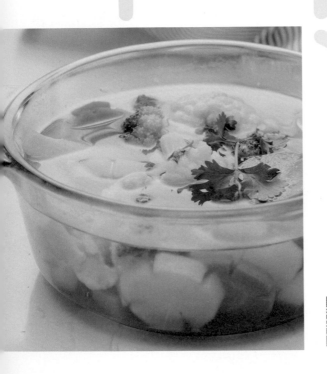

火鍋防三高？
用對湯底營養補血

放假期間，很多人會邊看電視邊吃東西，
卻很少起來走動，這是不太好的現象。
如果吃個防三高火鍋，並且起來走動走動，
或做一點運動，可以顧好身體的健康。

　　偉大辛苦的婆婆、媽媽，還有媳婦們，過年的時候，
妳們是最忙碌的了，妳們要準備豐盛而且健康的料理，
全家人都要感謝妳囉！
　　今天，我給大家介紹三個過年好物：「天下第一補
血湯」、「防三高火鍋湯底」、「去油解膩茶」，這個
能讓妳和家人在過年期間吃得美味又健康。

天下第一補血湯

　　「天下第一補血湯」是孫中山先生發明的，只有 4

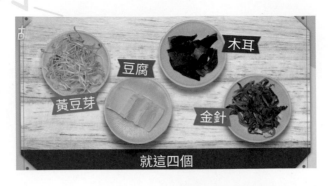

味食材，所以又叫作「中山四物湯」。

　　有一次，孫中山先生在醫院看到一位貧血的病患，告訴她說除了吃藥以外，最重要的是補充身體的營養。於是開了一個很營養的湯方，這個湯方使用的食材是黃豆芽、豆腐、木耳和金針4個食材，也被稱為「四物湯」。原因是，它確實有中醫的「四物湯」類似的作用，就是補血。

　　中醫的「四物湯」有當歸、芍藥、川芎、熟地這四味藥。這個四物湯有補血的能力，卻沒有實質補血的物質，也就是說是它不包含實質補血的營養成分；而這個「中山四物湯」它就有實質補血作用的營養成分。中山四物湯的這些食材，可以在身體裡形成實質的血，黃豆芽、豆腐、木耳、金針等就是實質的營養，能補養出實質的血，是一個蠻好的食物處方。

黃豆芽利濕、補脾胃

黃豆芽，古時候的人把叫它作「豆芽黃卷」或「豆黃卷」。

豆類當中含有大量的蛋白質、澱粉、脂肪成分；芽當中的酵素會消化分解它們。吃發芽的豆時，芽中的酵素也具有幫助人消化吃進的食物的作用。

古時候的人會用黃豆芽來利濕、補脾胃。

Q 小常識

植物的芽

將種子或豆子放到水裡（在泥土中的也一樣），它就會開始被泡發，膨脹、破皮，長出芽來。

植物的種子，包括豆類，當中含有豐富的蛋白質、澱粉和脂肪。

豆子發芽時，芽中具有大量的酵素。酵素可以幫助消化種子或豆子裡儲存的蛋白質、澱粉、脂肪等等，經過成長的過程，就能茁壯發育成為新的植物株。

黑木耳清理廢物 保養腸胃

還有一個很夯的食物叫作「黑木耳」，在網路、報章雜誌上都有提到黑木耳養生的各種方子，主要是黑木耳長在朽木上頭，它可以吃掉朽木裡的髒東西，並將此轉化為營養成分，如此可見，黑木耳也能夠把我們身體裡不好的東西拿走。

除此之外，將黑木耳煮得爛爛的，能夠產生很多膠質，要注意的是如果煮的時間不夠，它有可能會寒胃，因此，將黑木耳的膠質煮出來時，它不但不寒胃還能夠保養胃腸。

金針含鐵量高 補血功效佳

金針又稱萱草，有人認為喝了它的湯，就可以忘掉很多的憂煩，因此，它被稱為「忘憂草」，而金針會開出黃色的花，在中國南方大部分的人稱它為「黃花菜」，有人說金針含鐵量很高，補血最重要的就是這個鐵，現在很多的西醫師開補血的處方就是鐵劑。

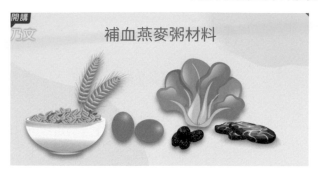

豆腐含大量優質蛋白質

　　豆腐是用黃豆榨成豆漿，然後在豆漿當中加入鹽滷或石膏，能結塊成為豆腐。豆腐含有很高的蛋白質，吃素的人常常會用豆腐來作為比較主要的佐餐食物。豆腐含有實質的蛋白質可以補血。

補血燕麥粥 嘉惠貧血患者

　　推薦一個簡單的食物補血處方。因為這個方子的補血效果非常好，就給它起了個名字，叫「補血燕麥粥」。

　　這個處方，曾有一位老先生血紅素只有 6 到 7 之間，吃了 20 多天以後，血紅素竟然達到了 12。男子的血紅素指數，12 已經是接近正常了。

　　補血燕麥粥的做法，材料：燕麥、雞蛋、紅棗、深綠色青菜、牛肉。煎煮法：各料隨意量，加水一同煮，

也可以不同時間分別加入，煮成米粥似的燕麥粥。

燕麥中含有銅，它可以催化血紅素的生成。血紅素是由 4 個 Pyrroles 形成的卟啉（Porphyrin）和 1 個鐵形成了 Hemin 分子，再加上蛋白質分子所組成。

葉綠素分子和 Hemin 分子非常類似，只是分子當中的鎂和鐵不同而已。深綠色青菜提供大量 Porphyrin，雞蛋和牛肉精提供大量優質蛋白質，燕麥提供催化重要物質銅，能幫助血紅素很好地製作出來，加上紅棗提供好吃的條件。

這樣的組成，臨床上確實幫助了不少貧血患者。

煮火鍋湯底這樣做
可降血壓降血脂

中國北方有這樣一句話叫作「冬

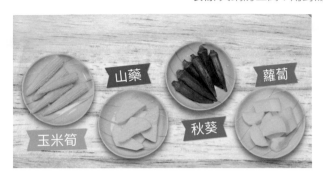

吃蘿蔔夏吃薑，不勞先生開處方」。就是說冬天吃蘿蔔夏天吃薑，人不容易生病，也不必須找醫生看病開處方了。

蘿蔔，有很多處方，我給大家介紹一個防三高的湯，它可以當作火鍋的湯底。這個防三高的火鍋湯底，包括玉米筍、山藥、秋葵、蘿蔔。把這些煮湯當成火鍋湯底或做菜用的高湯，會帶點甜味。另外，剛才講的「中山四物湯」，用以做火鍋湯底也蠻不錯的。

過年時，很多人喜歡熬夜、打麻將，餐桌上也一定少不了大魚大肉，還有豐盛的火鍋料。煮火鍋的時候，可以用這幾個材料。用它當作防三高的湯底，想加哪一種肉（魚、雞、牛、豬等）燙著吃都是可以的。也可以加其他青菜、粉絲等食材。最主要的，這個湯底不造成身體負擔，卻能使血液中的糖分減少，也能降低血壓，減少血脂肪。

消脂解膩的酸梅湯

　　吃完大餐後，再跟大家介紹一個簡單的去油解膩酸梅湯。這也是我小時候最喜歡的解暑冷品。這個酸梅湯的口感有點酸酸甜甜的，夏天喝冰鎮的能消暑又能生津止渴；冬天氣溫較低，喝溫熱的酸梅湯，也很不錯哦。

　　酸梅湯最主要的材料是烏梅，其他的隨意加減即可。

　　在中藥房買一點烏梅、山楂、洛神花、甘草煮成湯來飲用。本草書中記載，烏梅味酸能生津也消脂肪；山楂消肉食積，消化吃進胃腸中的肉類食物；洛神花清熱降火、疏肝解鬱，又有點寒涼，能解暑，它也具有抗氧化的作用；所以，洛神花放在酸梅湯裡也很好；再加一點甘草溫暖脾胃還增加甜味，如果覺得甜味不夠的人，可以加一點點冰糖，想要增加香氣的話，可再加桂花。這就是一個消脂解膩非常好的飲品。

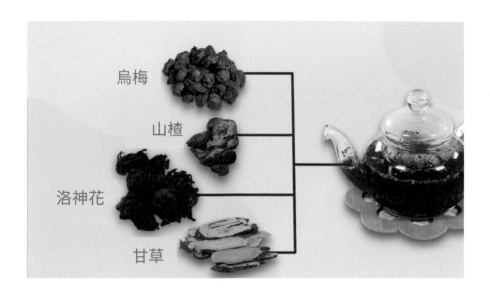

烏梅

山楂

洛神花

甘草

吃火鍋，最怕的就是三高

更怕的是尿酸高

用對了湯底可以改善三高

如果懂得常吃薏苡仁四神湯

能幫忙消除尿酸的問題

用烏梅、山楂、洛神花、甘草煮成的「酸梅湯」

還能消脂解膩喔

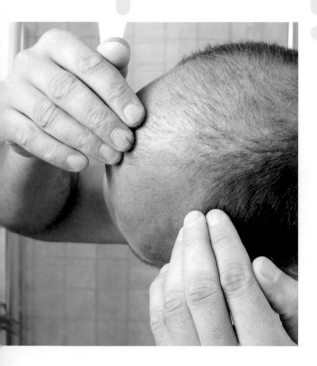

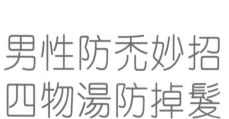

男性防禿妙招
四物湯防掉髮

請問醫生：

「我爸爸、阿公都禿頭，以後我會不會也禿頭？」

胡醫生：

「當然有可能啦！這是遺傳的問題喔。」

年紀輕輕就掉髮禿頂，怎麼辦？

四物湯能解決類似的問題！

很多人以為四物湯只能限於女子服用，

而男生不可以。事實上，男生不但能喝四物湯，

而且還有可能防止禿頭。

自我檢視是否有禿頭的遺傳基因？

額頭兩邊的髮際線要是往上禿，這一種人就是帶有禿頭基因。

有禿頭基因的人並不一定立刻禿頭，也不一定會禿頭；最主要是因為除了遺傳的基因問題之外，還有男性荷爾蒙（睪丸固酮）在血液中量的多寡。

我們人身體的男性荷爾蒙和女性荷爾蒙，它是一個平衡的狀態，男人的男性荷爾蒙比較多一點，而女性荷爾蒙少一點，女人則剛好相反。

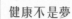
假如這個人帶有禿頭基因，又加上他分泌的男性荷爾蒙較多，就容易掉髮、禿頭。

多數男孩子在 20 歲時，頭髮長得茂盛，即使他帶有禿頭基因──兩側髮際禿的現象，但沒有禿頭也不掉髮。可到 40 歲以後，他身體分泌的男性荷爾蒙逐漸變多，相對的他本身分泌的女性荷爾蒙比率低了，就開始掉頭髮，開始一點點的禿頭了。其實，40 歲左右的男人開始禿頭這是很正常的，那女人大約 50 歲左右，就是更年期之後也比較容易出現禿髮，因為她有遺傳性的禿頭基因，再加上女性荷爾蒙比率逐漸少了，相對男性荷爾蒙比率增多，所以，她也開始掉髮禿頭。

男人、女人喝四物湯有什麼好處？

中醫認為四物湯是補陰的、是補

血的，能讓女性荷爾蒙分泌多一點，讓頭髮生長，因此，男人可以吃四物湯幫助頭髮生長，就是這個道理。

中醫認為「髮者，血之餘也」。所以，補一補血，能滋養頭髮。因為髮就是血之餘，補補血，頭髮能夠得到滋潤和滋補而生出來。女人最好能夠在每一次月經週期過後，喝一點四物湯，不但能維持陰血的品質，而且使子宮瘀血程度減少，疼痛也會減少。

小常識

長了類似卵巢或子宮腫瘤的人，不可以喝「四物湯」，對嗎？

中醫認為，治病的時候，所有用藥都是「有是證，必用是藥」。

意思是只要出現血虛的證狀，就可以使用四物湯來補養血虛，喝四物湯是沒有問題的；如果是有氣虛的證狀出現，就服用補養氣虛的藥方，例如四君子湯。

西方科學講的內分泌（荷爾蒙）對人是很重要的。四物湯被認為是婦科重要處方，將四物湯和內分泌畫了等號。說它會造成內分泌的問題，因此如果有子宮的瘤腫病情患者不能吃。

其實，不見得是這回事。

情緒、壓力也會影響禿頭

　　每個人都有可能會禿頭。禿頭一定是有原因的，像是情緒也會造成禿頭，情緒怎麼造成禿頭啊！例如：有一種民間稱之為「鬼剃頭」的這一種病，相信很多人都知道它，而這種病情在西方醫學把它叫作「圓形禿」。

　　「圓形禿」這一種病情，就是由於情緒影響他的免疫能力，造成免疫能力缺失，以至於受到病毒感染，頭髮就一整塊一整塊地掉。這一整塊一整塊掉髮的地方，大部分都是圓形的，所以就叫「圓形禿」；俗稱「鬼剃頭」，聽這名字就有點可怕，是吧？主要是這樣的人都是易怒、憂慮過度，有緊張煩惱等各種壓力。

　　中醫講七情，「喜、怒、憂、思、悲、恐、驚」，都可能傷到五臟六腑。因此，要保持在一個很平衡的狀態，過度了就容易生病。過度的喜能傷心、過度的怒會傷肝、過度的憂思就傷脾、過度的悲傷傷肺、過度的驚恐會傷腎。

　　一位年輕病人來找我看圓形禿病，他整個頭髮都掉光了，年紀才 20 多歲。整個頭禿光了，大約花了半年的時間將他的鬼剃頭治好，頭髮長出來，恢復得跟一般人一樣茂盛，可過了幾個月他又來了，我覺得很納悶。

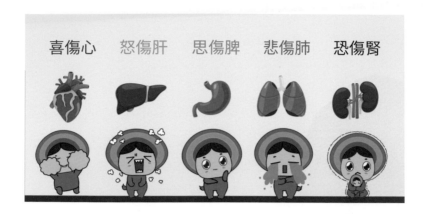

喜傷心　怒傷肝　思傷脾　悲傷肺　恐傷腎

我說：「你為什麼又禿了呢？」他告訴我，他還是很緊張、煩惱，為什麼？原來是因為有感情方面、金錢方面的壓力，才造成這個問題。因此，我們要將自己的情緒調整到最好，這樣才不容易禿頭。

我有一位學習中醫的朋友，大約 20 年前，因為考試加上他的爸爸生病，太太身體不好，壓力非常大，得了蠻嚴重的圓形禿。一直到現在，仍然沒有完全治好。我想除了治療以外，最重要的還是要把情緒調整好！

按「頭皮穴」增髮烏髮

有一個屬於耳針範圍的穴位，叫做「頭皮穴」。這個穴是在耳垂上頭，耳垂下後方的邊緣，左右兩個耳朵都有。你按一邊的頭皮穴時，用脂腹敲一敲頭，按

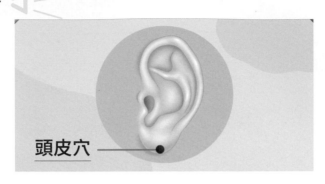

頭皮穴

另外一邊的時候，也用指腹敲一敲頭，這樣不僅能增髮，還可以使頭髮變黑。

有的人是因為生病才禿頭的，例如：頭皮長了頭癬、濕疹、脂漏性皮膚炎等類似黴菌感染，他的頭皮發癢、感染，頭皮上的毛囊細胞被破壞，因此有可能掉頭髮。

我有一個病人，他百會穴後方，掉頭髮掉得很兇，一整塊禿了，原來他是由於感染黴菌造成的，這個地方的毛囊細胞已經不正常了，就開始掉髮，而且掉了一整大塊。

我使用藥方「去風、去濕、清熱」，如此頭皮癢的症狀改善，頭髮就長出來了，現在，幾乎頭皮上面的毛，除了比較短以外，都跟其他地方的頭髮是一樣的。

另外，在洗頭髮時要注意，不要用指甲摳抓頭髮，雖然覺得頭皮很癢，還是用指腹來按摩頭髮。

有的人問我說：「是不是天天洗頭髮不好啊？」

有的人說：「天天洗頭髮才好啊！」

　　天天洗頭髮的好處是不容易被黴菌、細菌感染，可是，天天洗頭，因為洗髮精裏有防腐劑、各種香料等化學藥劑，有時也傷害頭髮，還是看你怎麼使用？能夠使用天然的洗髮精，像是無患子等天然的成分，又沒有防腐劑，可能比較好一點。

禿頭跟遺傳基因或男性荷爾蒙有關

二者成對出現

就得小心禿頭上身

四物湯有補陰的功效，男性荷爾蒙就被平衡了

四物湯本身是補血的

髮者，血之餘

補血又平衡男性荷爾蒙

就能防患禿頭的問題

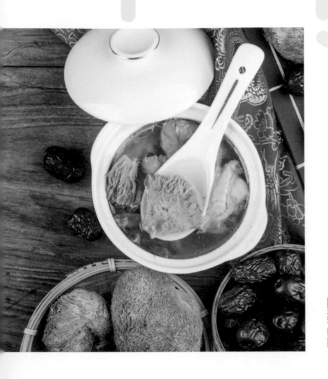

葷素食皆可
驅寒強身全家補

每天早上騎車、搭公車上班、上學，
外面天氣很冷，想到就全身冷吱吱，
不知道要怎麼辦？
韓劇《大長今》中，長今為王做食物的時候
都會先說這個食物對身體有什麼好處，
這個可以治腳疾，這個可以讓人美麗，
那個有黑髮作用等等，你也像這樣把家人
當成王一樣照顧，全家大小不但身體暖暖的，
心也暖暖的，是不是啊？

介紹大家三個天冷養生妙招：第一妙招，一個湯頭，讓全家不怕冷。第二妙招，顧好命門穴，全身暖呼呼。第三妙招，太超補了這麼辦。

當歸生薑羊肉湯 全家不怕冷

利用假日的中午，煮一鍋熱呼呼的當歸生薑羊肉湯，全家都可以一起補，提高免疫力，冬天也不怕冷。這個藥方只有三味藥，當歸、生薑、羊肉。注意哦，中醫講的生薑，並非嫩薑而是一般人說的老薑。當歸二

兩（75 公克）、生薑四兩（150 公克）、羊肉大約一斤（600 公克），如果怕羊肉有腥味或怕吃了太燥，出現嘴巴破、有口瘡，可以加一點蘿蔔，湯頭就不會太燥熱，也沒有腥味。

做法就是把羊肉汆燙過，去了腥味以後，撈起來跟藥材一起放在鍋子裡，加入 2000 毫升的水，煮成 800 毫升，用大火煮開了以後，再用小火慢燉，在燉鍋或是電鍋裡燉煮二個小時，羊肉已經爛熟了，再放入一點點米酒，有點香味，但是不放米酒也完全是 OK 的，最後加一點鹽巴調味。

古人有云，《本草綱目》記載：「羊肉有形之物，能補有形肌肉之氣」，故曰「補可以去弱。人參、羊肉之屬，人參補氣，羊肉補形。」

羊肉是甘溫的，有點溫熱，能益氣補虛，吃了能抵禦風寒。當歸有養血、補血的作用，生薑是驅寒的。不過，吃的時候留意一下，因為一般人認為太熱了，你要吃當歸生薑羊肉湯，一兩週吃一次比較好。「立冬」的時候可以吃一點羊肉，尤其是當歸生薑羊肉湯，有人認為立冬就是冬天剛開始這一天，大家都說要補一補叫「補冬」。

素食的人怎麼補？麻油紅棗猴頭菇湯

素食的人怎麼辦？冬天抗寒進補，有一個不錯的溫暖湯，怎麼做？可以購買乾燥的猴頭菇，也可以買攤商已經發好的。如果是乾燥的猴頭菇，洗乾淨以後，泡溫水大概一小時，把它瀝乾，用手把它撕成小塊。

把老薑洗乾淨，很多人嫌薑皮很髒，多半把它刮掉，其實不需要刮掉，皮能幹什麼呢？「皮能走皮」，就是走皮下、皮內，皮也可以利水，把老薑、猴頭菇，再加上枸杞、紅棗，洗乾淨了以後，泡一泡，瀝乾水分，就可以一起在鍋子裡，倒上麻油，薑片放在裡頭，稍微的煎一煎，煎到有點香味出來。

這時，把火關小一點點，加入猴頭菇，再均勻的拌炒一下，再就沿著鍋邊，把米酒淋下去，煮滾，再加個水進去，煮一段時間，加入鹽巴攪勻，這個東西就已經差不多快煮好，再加一點枸杞。枸杞是不能夠久煮的，所以，要在最後加，有一點味道出來就行。

雞湯 補血 補氣 去勞累

雞湯本身就可以補元氣，熬煮雞湯時，我們可以加

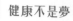
入不同的食材，就有不同的食療效果！

黃耆大棗枸杞雞湯 補血補氣

黃耆大棗枸杞雞湯有補氣的作用，容易感冒的人，沒氣沒力的人，氣虛或者是手腳冰冷者，吃黃耆大棗枸杞雞湯都會有幫助；而吃素的人，可以把雞肉換成其他東西，例如：猴頭菇、杏鮑菇或素雞、素豆腐。

材料有黃耆、紅棗、黑棗還有枸杞，再加上當歸、川芎有香味、桂枝有熱氣也有香味，用這個方子煮雞湯吃，又香又好吃，又有補氣的作用。黃耆跟當歸加在一起叫補血湯，就是當歸補血湯，補血又補氣，又讓人溫暖，是非常好吃的一道湯品。

人參雞湯 補氣去勞累

人參雞湯是可以補氣的，先生上班勞累體力耗盡，這道湯平常也可以吃。若是先生上班勞累，身體消耗得太厲害，有時回到家裡不講話，小孩子吵他一下，他就開始罵孩子，太太講他也聽不進去，身體太累脾氣也會不好，妳煮人參雞湯幫他補一下身體。

四君子雞湯 提高免疫力

四君子湯就是人參、白朮、茯苓和甘草，加點薑棗，四君子是平補的，讓人身體能夠溫和，因為溫和，所以叫做君子，四君子湯有溫和補氣的作用，可以提高免疫能力，可以防現在所講的流行性感冒。

何首烏烏骨雞湯 補腎黑髮

古書裡都記載烏骨雞治虛損積勞，就是人身體太久的處在氣血虛狀態或者是大病過了以後，會出現盜汗、氣喘、心悸、胃很弱，而且，就只想睡不想起來，有這樣的病狀，吃烏骨雞就能改善。

何首烏可以補腎，能夠讓頭髮變黑，如果先生工作勞累，而且有少年白，可以煮這個湯來吃，防掉髮又烏髮。

公公婆婆或先生，逐漸年邁體衰或頭髮變白，經常要染髮。可以準備何首烏雞湯，滋陰補血，又能夠養元氣，這道雞湯全家都可以吃，但是要注意！何首烏最怕鐵器、銅器等等金屬器材，煮何首烏的時候，要用木頭勺子，不能夠用鐵鍋、鐵鏟，要用砂鍋或陶瓷鍋來煮。

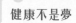

搓熱命門穴 溫腎強腎

冬天到了，家裡的長輩手腳比較容易冰冷，台語叫冷吱吱。手腳容易冰冷，心情就很低落。教你一招，就可以脫離手腳的冰冷，從頭到腳都能溫暖起來。

肚子的保暖也很重要，給大家一個建議用暖暖包，放在正對肚臍位置的背部，有個叫作「命門」的穴道，用暖暖包放在這裡，溫暖了「命門穴」，也溫暖了腎。

《黃帝內經》裡說春養生、夏養長、秋養收、冬養藏。養藏是什麼意思？就是把人藏起來，就是躲在家裡，躲在被窩裡，養藏就是養腎的意思，我們可以用手摩熱了以後，搓一搓兩個腎，也就是在腰子的後面叫腎，搓一搓兩腎。

在中醫古時候有一本書叫作《難經》，心肝胃脾都只有一個，為什麼腎有兩個？《難經》的解答很有意思，它說一個叫腎，一個叫命門，它說左邊為腎，右邊為命門，就是說左邊的管水的，右邊是管火的，右邊的腎又叫作「命門」，你在這個地方把它溫暖了的話，就是補腎和命門。

把兩手掌搓熱了後，再放到腎上面搓揉搓揉，就是把腎給溫暖了。用手把腎這邊搓到熱，再停一下，每

天做個差不多 30 下，你可以一邊看我們的節目，一邊這樣搓一搓，弄一弄也很好。

如果你的手這樣搓也沒有那麼溫暖，怎麼辦呢？有一個辦法：用吹風機把背部溫暖一下，這個背部從頭這樣下來，一直到背，這個地方就是督脈以及膀胱經，尤其在胸口這個地方，幾乎所有的內臟都經過，肝俞穴、心俞穴、厥陰俞穴、脾俞、胃俞等等都是在此處。

也就是說，五臟六腑在背部都有它分布的一個穴道，當膀胱經被溫暖了有什麼好處呢？讓你不容易得感冒，當你感冒了，用熱水沖一沖或者拿吹風機吹一吹，感冒很快就會好。

進補補過頭怎麼辦？

冬天進補，很多人喜愛吃羊肉爐、麻辣鍋、小火鍋或者吃了薑母鴨以後，就開始冒痘痘。嘴巴破了，甚至長了痔瘡，請記住！這時就不可以再多吃這些東西，因為已經補過頭了。

有一位 30 歲的上班族，冬天很冷，想讓身體進補一下，從 11 月開始，每個星期都約朋友一起去吃羊肉爐，又特別愛喝熱湯，一個多月以後，臉上滿臉的青

春痘，所以，我們要平和的補，怎麼補呢？有一個平補的養生湯。

天冷的時候，有一個進補的湯叫作「四神湯」，四神湯是溫和的，不傷身體的，不怕越補越大洞，可以消水腫又不怕胖，材料有蓮子、茯苓、山藥、芡實，也可以再加一點點薏仁。

我們可以到中藥房隨便抓一點量也無所謂，這沒有規定一定要多少量？隨便抓一點，你到藥房跟老闆說：「我買個 50 塊錢的，或買個 100 塊錢的四神湯，大約是二個人、四人分的量」。

大部分的人喜歡在「四神湯」裡煮一點豬肚或豬小腸，說是很好吃，那麼吃素的人加什麼？可以加一點腰果，就是素的四神湯。

量的比例大約是蓮子、茯苓、山藥、芡實各 1、薏仁 3、腰果 1，加一點點老薑，加一點點菇類，再加一點麻油，最好是冷壓的麻油，而不是萃取的麻油，冷壓麻油一匙，就很好了。

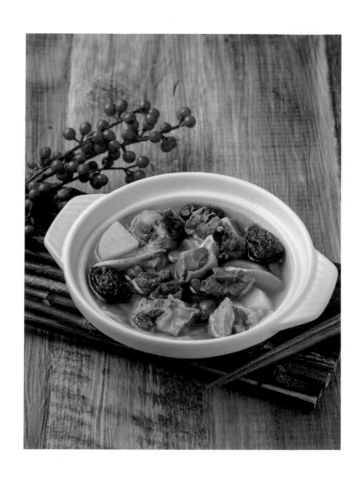

補血又溫暖

來一客「當歸生薑羊肉湯」，讚！

如果是素食者

羊肉還是要有個替換的吧

嗯，猴頭菇，怎麼樣？

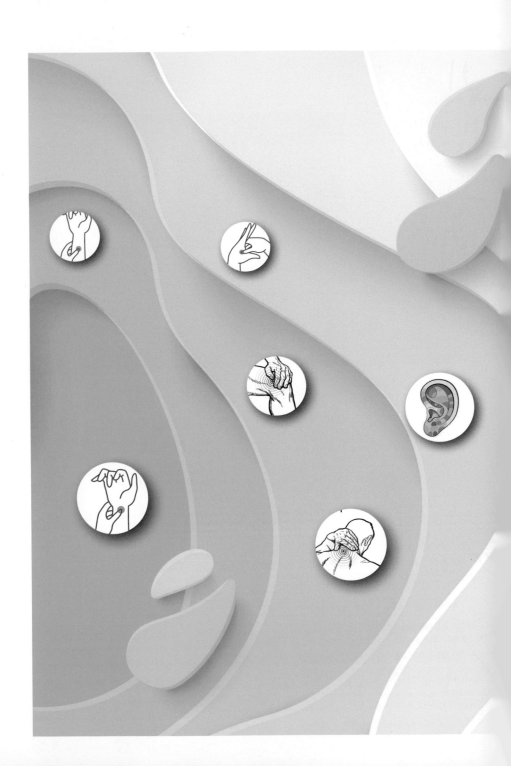

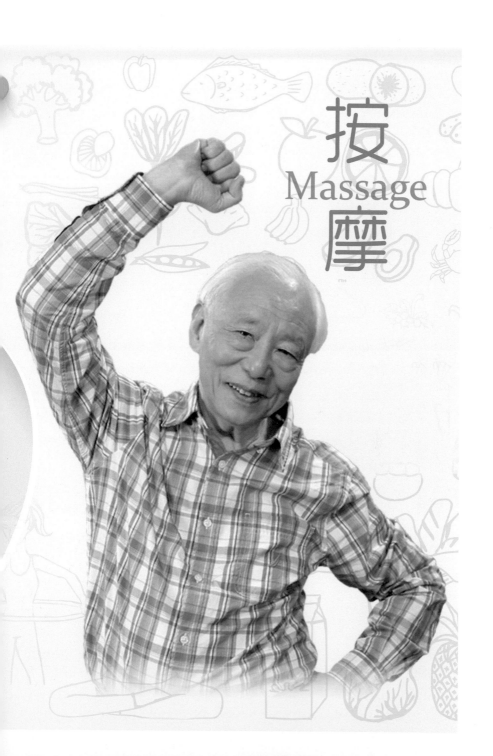

按
Massage
摩

好用穴位一覽表

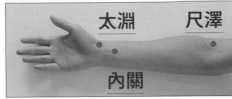
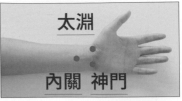
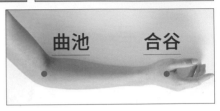

穴位名	功效作用	取穴法
尺澤	咽喉腫痛、肺炎、高血壓，筆者的經驗治肩頸痛甚效	手掌面對天花板，在肘橫紋大拇指沿線上
曲池	發熱、肺炎、高血壓、蕁麻疹，筆者經驗能改善免疫力	手心向自己，曲肘時在肘彎彎出現的凹陷中
太淵	流行性感冒、咽喉腫痛，筆者經驗對於慢性肺系列病有用	手心向上，在腕橫紋大拇指沿線上
合谷	感冒，面神經麻痹，面肌痙攣，三叉神經痛，齒神經痛，鼻炎	拇指橫紋緊靠虎口，拇指尖所接觸的陷下處
三里	消化不良、胃炎、胃十二指腸潰瘍、胃腸功能失常	膝下三寸（4個指橫寬），胻骨外
內關	冠心病、心肌炎、高血壓、暈車	手心面向天花板，手腕橫紋之上 3 個橫指長度，2 個筋的中間
神門	失眠、神經衰弱	手心面向天花板，小指和無名指之間沿線和手腕橫紋交會處

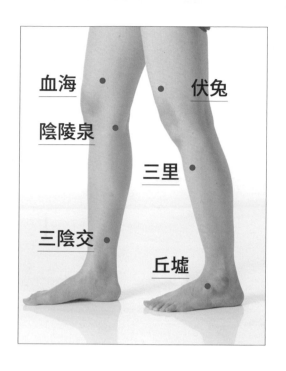

穴位名	功效作用	取穴法
三陰交	失眠、皮膚搔癢、糖尿、神經官能症、難產、高血壓	在內踝上三寸（4 個指橫寬），骨下陷中
血海	子宮出血、皮膚搔癢、盆腔血	膝臏上，內側的黑白肉間二寸半（3 個半指橫寬）
陰陵泉	腎炎、尿閉、腹水、腸炎、黃疸	屈膝取，在膝橫紋頭下
伏兔	下肢癱瘓、膝關節炎、蕁麻疹	大腿前，股四頭肌隆起處。《針灸大成》形容：上有肉起如兔之狀
丘墟	胸脅痛、膽絞痛、高血壓，筆者的經驗治偏頭痛很好	外踝之前下陷中

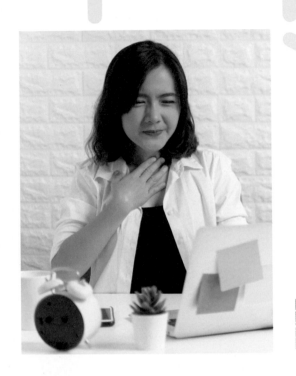

喉嚨痛
按耳穴快速搞定

早上一起床，糟了！喉嚨有點痛又有點沙啞，

喉嚨又中鏢了，不能說話怎麼工作呀？

緩解喉嚨痛、扁桃腺炎、慢性咽喉炎，

中醫都有解方。

喉嚨痛到難吞口水、不能講話，

中醫有快速解決的方法。

2 穴位 幫助喉嚨不再痛

　　任何的喉嚨痛，都可以找二個穴來中止它，這二個穴在哪裡呢？在耳朵上，耳朵中的耳屏裡底下，是外耳道。外耳道上面大概 12 點的位置，以及旁邊 11 點到 10 點之間的地方，有二個穴道。上面 12 點那個穴道叫作「咽穴」，大概 10 點到 11 點的穴叫「喉穴」，這二個穴，一個是「治咽」，一個「治喉」。

　　什麼叫咽？什麼叫喉呢？「咽」就是食道的上口，它有吞嚥的意思；「喉」就是氣管的上口。當咽喉疼痛

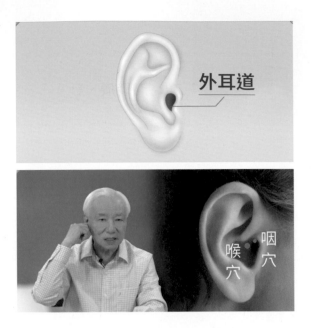

的時候，你只要在這兩個穴位上壓一壓就有幫助，可以試試看！假如現在有人咽喉痛，壓一壓咽，壓一壓喉，壓壓看就知道了，只要壓到那個地方，你覺得穴位很疼痛了，就能使喉頭的不適減緩。

3 好物 鎮住喉嚨痛

蜂蜜

跟大家分享一下，我吃蜂蜜解喉嚨痛的經驗。有一次，我去新加坡演講，沒想到剛坐上飛機，還沒到達

新加坡，我的喉嚨突然發癢、發痛、咳嗽、喉嚨緊，沒
辦法講話。到達新加坡演講場地時，在不熟悉當地情
況之下，沒法購買藥物，身上也沒有帶醫療工具，這
下可怎麼辦呢？

　　只好硬著頭皮上場演講，在演講的時候，剛好有一
位在印尼做野蜂蜜生意的先生，這位先生聽到我的聲
音不太對勁了，他趕緊弄了一點野蜂蜜讓我喝下去，
喝下去以後，就能夠繼續演講了。

檸檬水

　　檸檬，富含維他命 C 味道酸酸的，酸味能夠生津止渴。
我曾看過一篇報導，有一個人叫作 Linus Carl Pauling，
得過兩次化學諾貝爾獎，他一天吃 1000mg 的維他命 C，
對人體很好，能預防感冒，還說如果感冒，吃 4000mg 維
他命 C 有治癒效果。也許是真的吧？我們還是保留一點。
我常常用檸檬加蜂蜜當飲料喝，對喉頭、胃都很有幫助。

鹽水

　　治喉嚨痛的小偏方，最簡單的使用溫鹽水，漱個

口。一天漱幾次就可以緩解；應該是鹽水能殺菌的效果吧。還有一個處方，用沙士加鹽巴或可樂加點鹽巴，這算是傳統治療喉嚨痛的便利處方。得到感冒的症狀時，有很多人喝了點加鹽的沙士，沒想到症狀竟改善了。

喉嚨痛，還有簡單的茶飲可以選用。有 4 種茶飲：菊花茶、甘蔗汁、楊桃汁、白茅根冬瓜茶。出現喉嚨痛，就是你的喉嚨發炎、腫痛，一杯菊花茶，甘蔗汁、楊桃汁都能夠緩解喉嚨痛。

現在台灣的手搖飲料店也有賣楊桃汁、甘蔗汁，很方便購買。喝一杯，對喉嚨疼痛也有所幫助，感冒的時候尤其適合。

白茅根冬瓜茶是什麼呢？白茅根是一種茅草的根，中藥房就有賣，購買 2 兩，加上冬瓜糖，用 1000ml 的水煮滾，煮大約 10~20 分鐘，就可以了。

中醫速治 急性扁桃腺炎

每吞一次口水，喉嚨就痛得讓人想哭嗎？不管是喉嚨痛也好，扁桃腺發炎也好，在急性期的時候，中醫在治療上可以立刻讓喉嚨止痛，甚至扁桃腺發炎，也

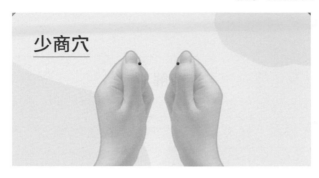

能立刻治好。

　　中醫師會根據你的情況用針灸或用藥，如果用針灸的話，在「少商穴」放血就解決了，「少商穴」是肺經的井穴。在「少商穴」把手用力掐著手指尖，這個地方就發紅了，你就在大拇指的指甲內側，拿一個放血針在這裡刺一針，讓它流一點血出來。大部分會針灸的醫師都能搞定。

　　有一本書叫《十四經要穴主治歌》，書裡有這麼一段話：「少商唯針雙蛾痺，血出喉開功最奇」。什麼意思呢？「少商穴」能夠治療「雙蛾痺」，什麼叫「雙蛾痺」？蛾就是扁桃腺。中醫沒有扁桃腺這個名字，古時就叫它作「蛾」，蛾腫了叫作蛾痺，兩邊各有一個蛾，就是「雙蛾痺」、「雙蛾痛」。

　　血出喉開功最奇，血出就是刺破少商穴，讓血流出來就好了，它的功效最神奇。

　　有一位病患說，他看完中醫等一下要去打針，我問

他為什麼？他說要去治喉嚨痛。他覺得中醫太慢，想去打針，我當場就幫他解決了。我在他手上刺破少商穴滴幾滴血，做完以後，他喉嚨馬上就開了，確實好用。

除了在「少商穴」放血，可以治急性的咽喉痛、急性的扁桃腺炎。用藥也可以治療咽喉痛的病情。例如：《溫病條辨》裡有一個叫作「桑菊飲」，還有一個叫作「銀翹散」。「桑菊飲」治有咳嗽的喉嚨痛，「銀翹散」治沒有咳嗽的喉嚨痛，其實，找中醫是很好辦的。

假如喉嚨痛在急性期治好了，就不會變成慢性期的咽喉炎或扁桃腺炎，不會反覆的發燒、發炎。

慢性咽喉炎 中醫 2 招根治

「醫生，我不舒服好幾個月，喉嚨老是乾乾熱熱的，常常有痰吐不完，看了很多醫生都沒效，已經到了慢性的咽喉發炎或扁桃腺炎，怎麼辦？」

甘草茶

教你一個很簡單的方法——「甘草茶」，你把甘草

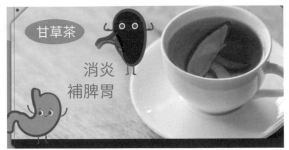

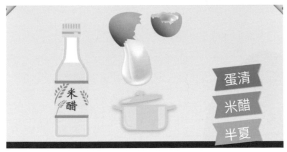

茶當水喝，喉嚨就不沙啞也不痛了。甘草的作用，第一能夠消炎，第二能補脾胃，增強免疫能力，免疫力一增強，喉嚨的疼痛不就治好了嗎？長期喝的話，就可以根治喉嚨痛。

苦酒湯

再來講一個藥湯，這個藥湯名字叫作「苦酒湯」，不是苦酒。現代人稱之為醋的，古人把叫它作「苦酒」。古人用的醋，大部分都是「米醋」，其他的醋就用得少。把半夏先煮一煮，然後加米醋。煮好後，稍微把它

放涼一點的時候，再把蛋清沖下去，和一和就可以喝了。喝的時候，慢慢嚥下去，通過咽喉的時間越久越好，不要一下子就喝光，慢慢嚥，一點一點的嚥下去，咽喉的疼痛就緩解了。

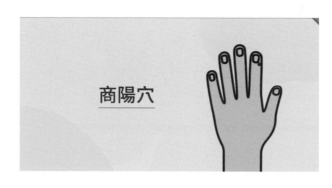

商陽穴

商陽穴 喉嚨不卡不痛

為什麼胃食道逆流也會造成咽喉痛呢？胃裡頭的酸，它的 pH 值大概只有 1.2 到 2 之間，我們咽喉位置的 pH 值應該是 7 以上，鹼性的環境。這個胃酸湧上來之後，它可能燒傷食道，燒傷喉嚨，就會喉嚨痛，造成聲音沙啞、喉嚨卡卡、吞嚥困難等等，該怎麼辦呢？

可以用「商陽穴」放血。商陽穴在食指的內側指甲

的邊緣，治療方法也是一樣，先把它
擠起來，皮膚紅了之後，把這裡刺破，
流一點血就行了。大部分人不會放血
怎麼辦？教一招實用的：就是用指甲
掐一掐、壓一壓，就壓著這個穴道，
或用另外一隻手的食指跟中指，夾著
這個穴道壓一壓，就可以得到改善。
剛剛說的大拇指的「少商穴」，也可
以用這種方式這樣壓一壓。其實，中
醫有很多的小偏方可以幫你快速解決
疼痛，是不是很奇妙呢。

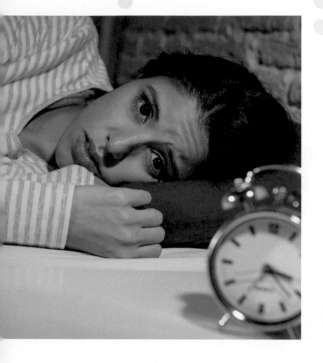

睡不著
按神門穴三陰交穴
想睡就睡

現代人工作壓力大，天天熬夜已成習慣，
而且非等到身體累得不行，才上床睡覺。
假如這種現象常常在你生活中出現，小心！
你恐怕已經罹患「晚睡強迫症」。

　　愛美的女生在下班後，敷個面膜，美容保養一下，
不知不覺已經快要12點了，但是精神還很好不想睡覺，
想到白天工作很辛苦，想放鬆一下，就追劇、看比賽
啊！看到半夜好開心。當心，長期睡眠不足，對身體健
康的影響是非常大的。

　　給大家介紹，按1穴位讓身體想睡就睡，吃什麼可
以安神，讓你能夠擺脫睡眠不足。

按按好睡穴 想睡就睡

有 2 個好睡穴，只要按一按，想睡就能睡飽飽。精神一旦充沛了，戰力就十足，和人做生意也好，談事情也好，都能夠做得更好，甚至於其他更重要的事，例如論文升等的，都可能變得比較容易了，是不是？

「神門穴」在手腕的橫紋，在無名指、小指之間的這一條線上，跟手腕橫紋的交會，這一個穴就叫神門穴，壓按的時候，有點酸酸麻麻的。神門的意思？就是神就常常在這個地方經過，如果能常常壓按它，可以使精神達到一個最好的狀態，想精神起來就精神起來，想睡就好睡。

另外有個穴叫「三陰交穴」。同時按摩神門穴跟三陰交穴，人的腦中神經分泌物質或內分泌物質都會達到最平衡的狀態。

三陰交穴在哪？它在腳內踝往上 4 個指頭的長度（約 3 寸）這個穴就稱之為三陰交穴。我認為三陰交穴最主要作用就是讓腦下垂體的內分泌以及下視丘的內分泌，達到最好的狀態。因此，神門加三陰交可以使人睡眠變好，精神上不容易受外界的影響，人也會比較快樂，容易用正面思考事情。

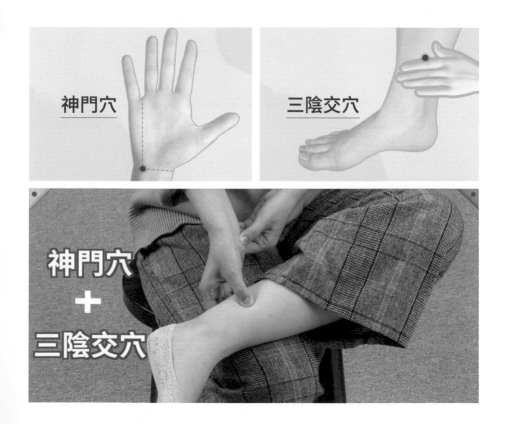

神門穴

三陰交穴

神門穴
＋
三陰交穴

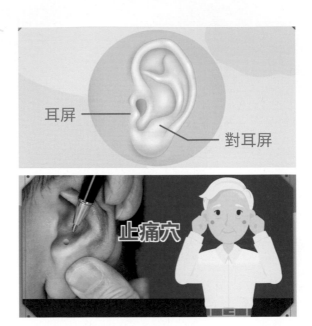

耳屏

對耳屏

止痛穴

1 奇穴 讓工作提神夜好睡

什麼穴能讓工作提神，而且晚上還能睡得香？大多數的針灸書查不到這一個穴，它是在《耳針新穴療法》裡所講的「止痛穴」。

「止痛穴」在耳朵內，耳朵的前面這一個叫做「耳屏」，「耳屏」對面叫做「對耳屏」。把對耳屏翻開來看的話，呈現出對耳屏平面，這個對耳屏平面看起來是一個倒三角形或倒梯形的，把它從中間縱剖成兩邊，在中間分成為三分的上面那一分的位置，這個穴就叫「止痛穴」。

在這個止痛穴上面按壓時，能改善身體各處的疼痛。按壓這個穴位時，身體各處的疼痛就好像被阻斷了似的，疼痛就減少或消除了。

壓按「止痛穴」時，能使大腦感覺區的神經活性給驅動起來，感覺起來，人會比較有精神。上午、下午壓按它，能使精神變好，白天精神好，晚上就能好睡些。不過，晚上按壓這個穴道，也能讓精神變好，睡眠就可能會變差。如果夜間想好好睡，晚上就別壓「止痛穴」。

現在的很多公司在上班的中間，有個 Tea Break 或 Coffee Break 的休息時間，這時如果你在泡茶、煮咖啡，順手按一按「止痛穴」，讓自己神清氣爽，精神好。白天好好工作，晚上睡得香香的，一舉數得。

半夏秫米湯 助眠有奇效

在《黃帝內經》裡有這麼一句話，「胃不和，則臥不安」。

《黃帝內經》整本書中，只記載有 13 個處方。其中，有一個處方叫做「半夏秫米湯」，秫米就是粟的種子，有說是高粱米也有說是小米的。胃不好的人，可以

將半夏、高粱米（或小米）一起煮成湯喝，讓胃變得正常，自然就睡好。

可以購買以下 2 種材料，半夏 3 錢、秫米 1~2 兩，煮一煮當作茶來喝，溫的或放涼喝都很好。

黃金時段睡覺 輕鬆長高

睡眠是長高的免費補給品。過去，小孩開始發育成為成人，讀國中的時候起，有的孩子晚一點，到高中才開始發育。

但是現在呀，有一些學生在小學讀書時，就已經開始發育。爸媽總是擔心他太早發育，會不會長不高啊？一定要請醫師開長高藥給他。其實，開藥是其中的一個可能有用的方式；可最重要的，還是要叮嚀正在發育的孩子：好好的睡覺，早一點睡覺。為什麼呢？

腦下垂體（Pituitary）的前葉會分泌 6 種荷爾蒙，其中一種荷爾蒙叫做 GH（Growth Hormone），中文名字叫做生長激素（或叫生長素），它是發育長高的最重要荷爾蒙之一。生長激素有兩個旺盛的分泌時間點，一是睡眠後的 1 ～ 2 小時；一是晚上 12 點鐘時。因此，不妨讓家中的孩子在 10 ～ 11 點間上床睡覺，

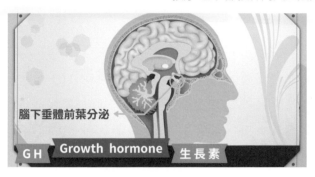

兩個時間點加乘起來，這樣孩子可以長得更高一點。

　　除此之外，運動也很有幫助，很多國中生或高中生的家長，要我給孩子開藥的時候，我常常多叮囑幾句：讓他早點睡覺，再加上多一點運動。

　　有一位粉絲說她從小就喜歡熬夜，很晚才睡；她的妹妹不熬夜，睡眠充足，也吃得夠營養。結果，同樣遺傳的妹妹身高比她高了 3 公分。多少人就夢想多長這 3 公分啊！說不定有這 3 公分，搞不好就從 157 公分變成 160 公分了，是不是？

長期睡眠不足 壞處多多

　　你曉得嗎？長期睡眠不足會使人記憶力變差、變胖，個兒還長不高。

　　長期晚睡，隔天還要早起上班，一直睡不飽的狀況，身體損失很大喔！

　　不只是皮膚變得暗淡、變粗、變乾，甚至於狂冒痘痘、便祕，另外要注意的是，長期晚睡還會造成肥胖的問題。因為晚睡，肚子咕嚕咕嚕叫，就想吃一點宵夜，自然而然就變胖了。早上一量體重，哇！體重增加了，害自己整天心情都不好。

　　長期睡眠不足，確實是會使記憶力減退、變笨，明明還記得有什麼事情要做，轉眼就忘了，說了上半句，下半句就想不起來，嚴重的甚至於失智。

　　長期記憶跟短期記憶要連接起來，這些都是靠睡眠來調整，睡著以後，可以使短期記憶變成長期記憶，長期記憶加上短期記憶，就能轉變為一段知識。

　　長期的睡眠不夠，就得小心記憶變差，長期記憶和短期記憶都變壞了，於是，記憶力逐漸的退化、逐漸的流失。

　　最近，有些報導說失智症患者，有年輕化的趨勢。也許吧，30 歲左右的年輕人，就該開始預防這個問題了。

粉絲 Q&A

Q | 請問穴道是按左手？還是右手？
是按左邊，還是右邊？

A：很多的穴道左手、右手都有用，除非特別講只能夠按左手或只能按右手，有特別講要按哪一隻手或哪一邊時，才需要分左右。大多數我介紹的穴位，左右邊都可以按，你按它個 20 次、30 次都可以，大概的輕輕壓按，有一點感覺它就有效了。

Q | 聽說，扎針刺激穴道，
還得有「補瀉」的手法同時進行，是嗎？

A：內行的喔。扎針是要注重手法的，可現在的醫師不一定都擅長於手法施行。所以告訴我的朋友們，最簡單的按摩手法，它不需要補瀉，只要按對了穴道，效果立馬出現。

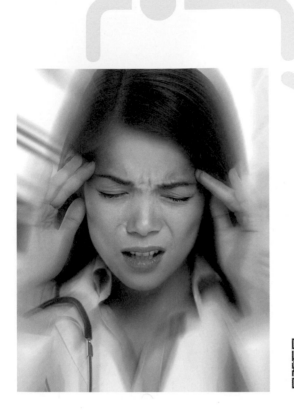

按按丘墟穴
三秒止頭痛

反覆發作的頭痛，讓你抓狂並且想要撞牆嗎？

你知道嗎？治頭痛，是中醫的強項。

很多人往往都是頭痛治不好了，

最後，才來找中醫醫治。

沒有犯頭痛問題的人，也請仔細看喔，

關鍵的時候，一招就能給身邊的人幫上大忙。

　　先介紹大家幾個止痛秘招，讓你快速甩開頭痛的妙法，還有消除頭痛又能補氣血的茶飲和湯品。

　　現代人，生活節奏快，工作壓力大，很多人患有頭痛的毛病。根據維基百科的資料顯示，全球約 15% 的人，被偏頭痛所困擾，在台灣每天大概超過十萬人天天頭痛，每個月至少發生一次頭痛的人高達六成。

　　會頭痛的人往往有這五種習慣，1. 把壓力攬在自己身上、2. 姿勢不對，頭部習慣向前傾、3. 總是喜歡吃冰、4. 洗頭不吹乾、5. 常常勞累過度。

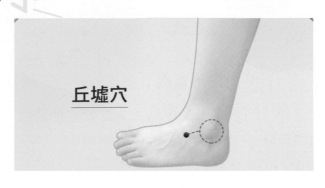

丘墟穴

3 秒速解「壓力」頭痛

　　習慣把壓力攬在身上的人，最容易偏頭痛，痛到感覺眼睛都快要掉出來了，還會噁心、嘔吐、怕光、怕吵，痛起來就想撞牆。每次頭痛都要吃止痛藥。其實，不用吃藥，自己就能夠快速緩解頭痛，這個好方法就是按一下「丘墟穴」，立刻就可以止痛。

　　丘墟穴在腳的外踝前端有一個很大的洞，就是腳踝跟腳互相相連結的地方，那個大洞就叫做丘墟穴。按左腳丘墟穴，可以改善右邊的頭痛，按右腳丘墟穴，左邊的頭痛立刻止下來，大概按 3~4 秒就可以止住了。

頭痛治不好 問題在頸椎

　　姿勢不正確，頭部老向前傾，這是造成頭痛最常見的原因。

上班，長時間使用電腦；平時，常常看電腦找資訊；看電腦，頭就得往前傾，這就可能導致頭痛。姿勢不正確，頸脖子的肌肉，就一直被拉扯著，同樣它也會扯到頭的兩邊。我在問診的時候，遇到頭痛的患者，我就會先問頸脖子疼不疼？往往頸脖子是疼痛的，多半都是由頸脖子影響到頭痛，只要把頸脖子疼痛問題解決，促進血液循環，頭自然就不痛了。

2 穴位 解除偏頭痛

有兩個頭痛急救的秘方，一個是尺澤穴，一個是椎

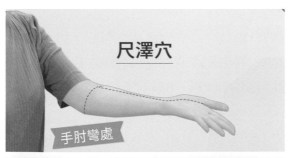

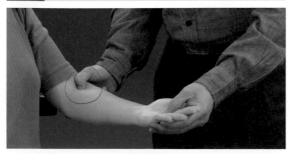

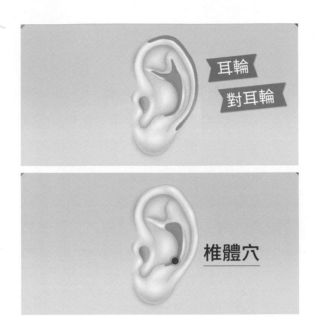

體穴，尺澤穴不但可以改善頸脖僵硬，最重要的是膏肓位置的疼痛都能改善。

尺澤穴在哪裡呢？當你把手心向著天花板，在手肘彎彎的橫紋上，大拇指這條線的交點就是。輕輕壓按它，有點痠痠脹脹的感覺，這時，動一動頸脖子，試試看。按左邊的「尺澤穴」，動一動感覺一下左邊的頸脖子，你會覺得舒服多了，不但如此，你再聳一聳肩，你左邊的肩試試看，這樣一聳，膏肓的疼痛也改善了。頸脖子、膏肓等等地方的血液，一旦流通好了，肌肉就不緊張，肌肉不緊張，頭痛也治好了。

椎體穴，是在耳朵上的一個穴。在腦袋（延腦）裡

的一個組織結構，叫做「椎體」。從腦下來的神經是管運動的神經，從身體各處往上去的神經是管感覺的神經。從腦來的運動神經和從身體各處來的感覺神經，都要在這個椎體組織處交換神經元。

　　耳朵最外面這一圈叫做「耳輪」，裡面這一圈叫「對耳輪」。對耳輪裡面是軟骨結構，在軟骨的最尖端之處，就是「椎體穴」的位置。在這個軟骨尖端，輕輕壓按，如果覺到很痛，脖子僵硬或膏肓穴疼痛的人，可以試試看，脖子不僵硬了，膏肓也不疼痛了，頭痛也跟著消失了。

黃金時間喝水 甩開「凍腦」頭痛

　　第三個習慣是喜歡吃冰、狂喝冷飲的人，也容易患頭痛。如果一個人常常吃冰，例如：手搖冰飲，各種冰冷的東西，它們都可能會傷害到五臟六腑。中醫的看法，脾主管濕氣，常常吃冰，會使脾臟代謝濕氣的功能變差，不能排出廢物、毒物，濕氣就越來越重，也會造成「濕氣頭痛」，這種頭痛的感覺就是重重的痛。

　　每天把握下午 3~7 點的時間，這個時候是經絡之氣循環走到膀胱和腎的時間。趁這時把膀胱經和腎經

的水排掉，能有所作用。可以喝一些水，帶動水分的代謝。只要喝一點點水，起了慢慢代謝的作用就可以。腎經、膀胱經一起合作，健腎利水，跟著脾的濕氣代謝變好，也能改善因為吃冰所引起的頭痛問題。

2 穴位 速拋「風寒」頭痛

洗完頭髮不吹乾，這種習慣引起的頭痛，會讓人抓狂，整個頭爆痛。

在工作環境中的冷氣，那個冷風直接吹向頭、頸部，也容易讓人頭痛。風寒濕入侵身體，頭就會痛？因為風寒從頭頸相交處的穴道（風府、風池）進到頭部，會使血氣循環變差，血液循環不通頭痛就發作了。

要如何能快速消除頭痛，讓頭腦清醒？有一個非常棒的穴位，在古書裡說明按合谷穴、列缺穴。在「馬丹陽天星十二穴」說「面口合谷收，頭項尋列缺」，所有顏面和頭、頸項的問題，就壓按合谷穴跟列缺穴，同時，能改善頭痛問題。

合谷穴在虎口。合谷怎麼找？用另外一隻手的大拇指，大拇指的橫紋扣在虎口，大拇指指尖所指的穴位就叫做合谷穴。【注意！孕婦不可以按合谷喔！】

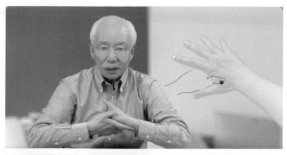

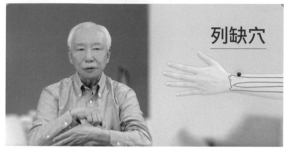

　　列缺穴怎麼找呢？它是把左虎口對著右虎口，碰著的時候，食指所指的、在橈骨上方，能摸到一個凹槽樣的穴位，就是列缺穴。常常壓按合谷穴、列缺穴，偏頭痛很快就可以改善。

1 湯 1 茶 美眉補血不頭痛

　　勞累過頭也會造成頭痛，現在的女性蠟燭多頭燒，做家事、帶小孩，身體勞累，還常常伴隨頭痛、頭暈一起來，全身無力。

　　有的女性在生理週期前 1 週左右，會有劇烈的頭

痛，甚至出現嘔吐。用中醫的理論來說，這多半是因為脾胃運化的功能出現問題，身體各處得不到足夠的氣血供應，氣血虛弱，連帶地出現各種症狀。

氣血虛弱引起頭暈或頭痛怎麼辦？煮一道湯來吃吧。這道湯叫做「虱目魚頭湯」，全家大小安神又補腦，食材有天麻、茯苓、黨參、柑橘、雙鉤藤。這些藥材，在中藥房裡都可以買得到。提醒一下，其中有一個藥物叫做「雙鉤藤」，一定要另外包，魚頭湯煮好後才加入，把鉤藤放進去稍微攪拌攪拌，就可以起鍋。虱目魚頭大概放 3~5 個，再加一點豆腐，這個湯好吃又能夠治頭痛。

另外，像黨參就有補養脾胃，去濕氣的作用，這些藥物能夠把頭痛治好。

除此之外，也可喝紅棗薑茶，薑絲、紅糖加點紅棗，再加一物肉桂。肉桂本身有溫熱作用，又能夠引氣歸元。什麼是「引氣歸元」呢？就是把身體的氣集中帶到身體最重要的部分——「命門、腎」，喝了以後馬上補血，氣色紅潤，頭也不痛了。

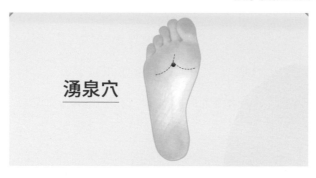

走走健康步道也能治頭痛

假如整個頭都在痛,中醫用「頭痛醫腳」來治療。臨床上經常做這樣的事情。有一個好用的穴位「湧泉穴」,「湧泉穴」在腳上面,從前面到後面大概在 3 分之 1 的位置,有一個凹陷的洞,這個洞就是「湧泉穴」,可以在「湧泉穴」上面壓按。

也可以常常去石頭健康步道走一走。走健康步道的時候,步道上的石頭會刺激腳底的湧泉穴、腳心穴 、腳跟穴等等。它們被壓按,感到疼痛了,頭痛馬上就止住。原因就是上面的氣太盛,從下頭刺激了以後,氣往下走,因此,就把這個病治好。

當然,別忘了凡事放輕鬆,多一點耐性就能夠跟頭痛說再見。

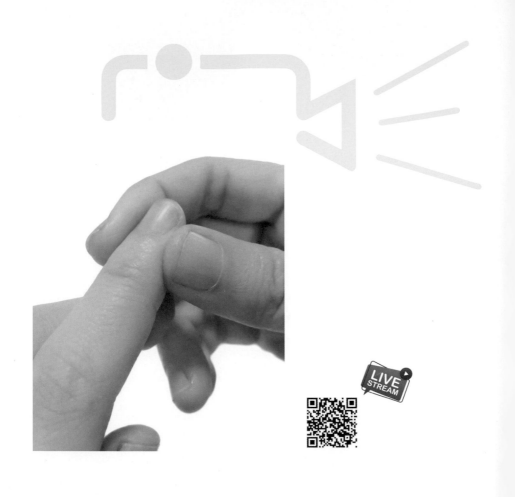

指尖按摩法
喚醒身體的自癒力

手是人的第二張臉，

手指健不健康，影響著你的好人氣。

揉一揉手指甲，

讓你的身體變得更好、更健康。

按摩指尖 有哪些奇效？

指尖按摩能夠使人免疫力變好，去除全身的病痛，還能減肥，知道它原理是什麼嗎？

大拇指是脾，食指是肝，中指是心，無名指是肺，小指是腎。

食指跟中指夾著指頭，壓一壓按一按，大拇指按一按揉一揉，食指按一按揉一揉，每一個指頭你按揉 10 秒鐘左右，這樣就好了。每天可以做很多次，不是只有做一次，你坐捷運或者坐在公車上，或者別人開車

你在那閉目養神，也可以揉一揉，這個輕輕的揉不要用很大的力揉，揉出一身的好身體來，那多好。常常把肝、心、脾、肺、腎都揉一揉，每一次揉它 10 秒鐘，一天揉個幾次都可以。

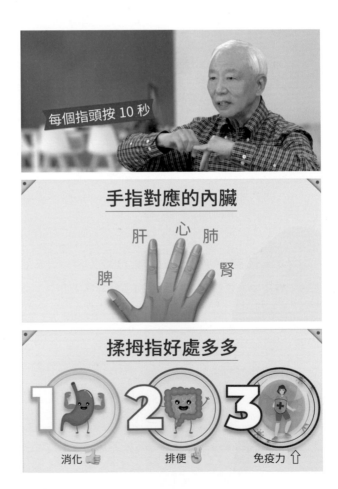

每個指頭按 10 秒

手指對應的內臟

肝　心　肺

脾　　　腎

揉拇指好處多多

1 消化　　2 排便　　3 免疫力⇧

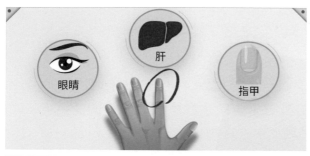

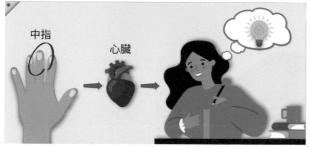

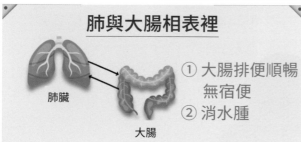

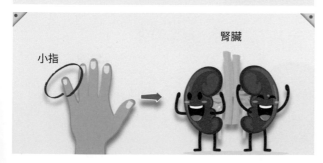

揉拇指（脾） 增強免疫力

常常揉一揉大拇指，讓吃進去的東西能很快地消化，變成了很好的營養，排便也會比較順暢。因此，大拇指常常揉一揉，可以使脾胃變好了，如此一來，免疫能力增強，就不容易得病。

食指揉一揉（肝） 眼睛有神 電力足

食指是跟肝、眼睛有關，肝也跟指甲有關，所以，你常常壓按一下食指，就不需要再特別的上什麼眼妝了。它幫你自然的上了很漂亮的眼妝，知道嗎？最近，這一段時間，不是大家都戴口罩，為了防止大瘟疫病，戴著口罩上班或出門，只有露出眼睛，這時，眼妝美不美就很重要了，常常壓一壓你的食指，讓你的肝變好，以至於眼睛變漂亮了。

揉中指（心） 睡飽 增強記憶力

中指跟心有關，它使你的頭腦清楚明白，記憶力變更好，除此之外，你看睡眠也跟心情、情緒有關，常常

按壓中指,記憶力、頭腦變好,睡眠也變好,這多好啊!

無名指(肺)揉一揉 甩開咳嗽、宿便

再來就是無名指,無名指跟肺有關係,不但如此,它跟交感神經也有關,按壓無名指能夠使人的肺變好了,就不容易得咳嗽氣喘等等的毛病。肺跟大腸相表裡,所以呢它也能夠使得大腸的排泄順暢,不會有宿便,而且還能夠消水腫,能夠刺激交感神經,能夠提高免疫能力。

揉小指(腎) 強腎有活力

小指跟腎有關,人們常常害怕自己會水腫,怕得腎臟病或有哪些問題?腎臟又跟高血壓、糖尿病、眼睛有關,常常按壓小指,使得腎臟變好,以至於你的生活,或者精神有活力,讓人覺得你很可親,人緣變好。

常常按壓這 10 隻指頭,對於人際關係也好,睡眠也好,免疫能力也好,都有幫助。

有一位網友很愛美,可以說是走在時尚尖端的妙齡女郎。二十幾歲就在香水公司擔任品牌公關,每天臉

上總是完整的彩妝，戴上美麗的假睫毛，瞳孔放大片，還有雙手常常去做水晶指甲，嘗試不同的風格，華麗風、可愛風都有。

好景不常，最近看她老戴著手套，後來才知道，因為她長期戴著水晶指甲，結果，感染到了綠膿桿菌，她的拇指、食指的指甲都變成墨綠色，這就是「甲溝炎」。水晶指甲它的造型越複雜，就越有可能對指甲造成傷害，做水晶指甲的人一定要注意，要定期卸除，讓指甲獲得休息。

4 種好食物 指甲光亮不易斷

養好肝，指甲就健康。肝主筋，其華在爪，爪就是指甲，肝的血是專門榮養爪的，意思是指甲的營養，它的來源就是肝血，肝血充足指甲就夠堅韌，不易斷裂，紅潤有光澤。

肝血不足的話，指甲軟又薄，沒有光澤容易變形，而且容易脆裂，肝功能好了，肝血好的話，指甲自然就漂亮。核桃有補腎養肝的效果，對於美甲非常有幫助，但是不要吃太多，一天大概七、八顆就可以了。香蕉也可以使指甲，變得更光滑更富有光澤。

熟地就是地黃，是經過製作的，所以叫作「熟地黃」，熟地它有補血養肝滋陰的功效，幫助指甲的生長速度，讓指甲變得光滑油亮。處在更年期的女性，臉色不太好的話，你可以服用這樣一個處方，就是用熟地、枸杞、陳皮等等煮水喝，補好肝腎，氣色好自然也就變漂亮了。

四物湯有補血、去瘀血的作用，使肝變得更好、肌膚更潤滑，肝所滋養的指甲就變得更漂亮。台灣的超市或便利商店都可以買的到，有一種叫作玫瑰四物飲的飲料。想要自己做也可以，四物就是「四物湯」，四物湯就是熟地、當歸、川芎跟芍藥。只是為了當四物飲來吃的話，把這些藥材的量，各抓 2 錢就好，也不要多，煮得比較稀一點，加玫瑰花 2 錢。如此的分量，可以煮成1000ml的湯飲，分給 2、3 個人喝都不要緊，或者你這一天中當作飲料來喝。

指甲易斷？美甲茶潤膚養甲

一帖美甲茶活血通絡又潤膚養甲，這個藥茶能夠潤肌膚，指甲變得更漂亮，材料是黃耆 3 錢、乾薑 1 錢，桂圓 3 錢、桂枝 2 錢、丹參 1 錢，把它煮成很多的水，

當飲料喝。

作法是把藥材洗乾淨，放在 1000ml 的水裡頭，用大火煮滾再轉小火，再繼續煮 20 分鐘，有龍眼肉甜甜的，乾薑、桂枝有點辣辣的，黃耆能補氣，丹參能補血，這一個處方，大概一個星期吃 1~2 次，能夠滋潤你的肌膚，活血通經絡，以至於指甲也被保養好了。

1 招 預防甲溝炎、灰指甲

甲溝炎，就是指甲溝裡染了病菌。甲溝炎的疼痛，知道有多痛嗎？我有過這樣的經驗。我小的時候，沒有使用指甲剪剪腳趾甲，直接用手摳，摳壞了傷到趾甲和旁邊的皮膚，得了「甲溝炎」。發炎的部位，裡頭都是膿，連坐著雙腳垂足，都疼痛得不得了，走路時就更痛更困難。

我小的時候，家裏要炒空心菜，都用手掐取嫩葉炒。媽媽常叫我們幫忙掐菜，在掐菜的時候，菜汁會進到指甲裡。如果沒有仔細地洗乾淨，就很可能感染黴菌或其他病菌，也容易得「甲溝炎」。如果是感染黴菌，就可能得到「灰指甲」。菜掐完了以後，手還是要仔仔細細清洗乾淨，不讓黴菌或是其他病菌留在手指

甲裡頭。

指甲美不美很重要，但其實指甲顏色光澤、紋路、斑點，都能夠反映出一個人的健康狀況，健康的指甲色澤粉紅，表面會出現閃耀的反光，表示心臟功能很好，血液循環很好，肝臟排毒也正常。

若是指甲不健康，那指甲的色澤發暗或有豎紋、橫線等等，那麼這就是不好，每天花一點時間，幫指甲、幫指尖來按摩一下，泡一個補血的茶飲或者美甲茶，讓你身體健康、指甲美麗，這多好啊！

相書上說，男子手如棉，女子手如柴。意思是男子的手掌如棉那樣軟，女子的手指如柴那樣不漂亮，都是有錢的象徵。

女子這樣的手相為什麼是富貴有錢的相呢？因為她操持家務，幫助先生好好的賺錢。

先生應該體諒、感謝這樣的太太；做兒女的，也一樣應該體諒、感謝你的媽媽。

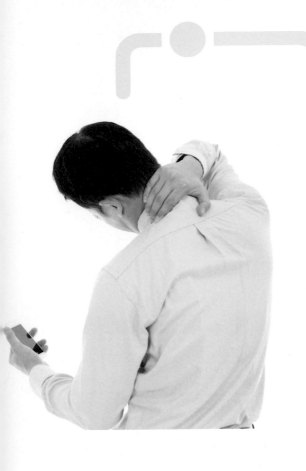

動動肩頸
甩開頭痛、肩頸痛

長時間使用完電腦之後，感到頭一陣子疼痛。
治療的話，其實是不治頭痛的，
只要把肩頸舒緩了，頭就不痛了。
電腦族、平板族、手機族常常低頭聳肩
而且頭往前傾，最常見的是肩頸僵硬、痠痛、
下背痛、心裡壓力大，是吧？
如何快速消除痠痛？有穴位按摩的方法嗎？
能用肩頸運動的方法嗎？
吃什麼東西能甩開肩頸痠痛嗎？

肩頸硬叩叩　一指搞定

消除痠痛讓你的肩頸不再硬梆梆。可以壓兩個穴道，一個是風池穴，一個是肩井穴，風池穴讓肌肉放鬆，眼睛明亮。風池穴，在耳後髮際的凹陷處。按壓風池穴，可以放鬆肌肉，還能讓眼睛 Bling Bling 亮。

先把脖子後面的肌肉捏一捏，讓肌肉稍微鬆一鬆，再用拇指扣在風池穴上揉一揉，當風池穴的肌肉放鬆後，會發現眼睛逐漸地明亮了。

有時，在理髮店理髮的時候，理髮人員可能在風池

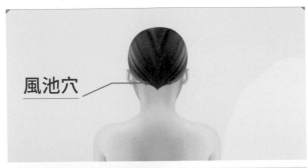

風池穴

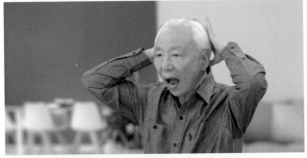

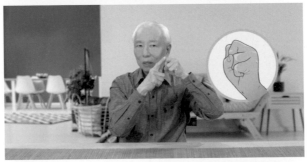

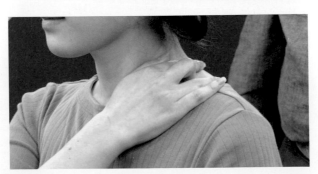

穴按揉一下，會感到很舒服，是不是？其實，自己也可以用大拇指按一按，能舒緩頸項的肌肉緊張。還有一個方法就是用中指，將中指卷曲，用中指關節輕輕按壓，都可以獲得非常好的舒緩。

不僅如此，按壓了風池穴，眼睛還會明亮起來。它還可以緩解那些常常需要看手機、看電腦，所形成的眼睛酸澀疼痛。這個原理很簡單，就是因為血液從心臟出來，經過頸動脈上到頭部，中間都會經過風池穴。

這個穴位為什麼叫風池？是因為這個位置最容易被風灌進腦袋去，以至頭腦容易受風所傷害，血液從「風池穴」這個位置送進腦袋，這裡的血液如果循環不良，供應給頭腦的血液也會受阻而不足，眼睛的功能也容易退化，按一按「風池穴」，晚上睡覺也會比較好睡。

肩井穴 舒緩肩頸肌肉

肩井穴的位置是在頸脖子跟斜方肌交會處，用食指中指無名指 3 根指頭併攏，食指依靠在頸項這裡，中指頭所處的斜方肌上的位置就是穴位。在這個地方壓按一下，也可以舒緩肩頸上的肌肉。

加碼學習一個神奇穴——尺澤穴

我發現有一個更快速、更容易壓按的穴道，你知道是什麼穴嗎？這個穴道非常有趣，它不在肩頸脖子的位置。

這個穴就是尺澤穴。將手心向著天花板，手肘彎彎上的橫紋上和大拇指這條連線上的穴就叫做「尺澤穴」，壓到正確位置後會覺得痠痛。試試聳一聳肩，這時能感覺到膏肓都已舒緩，非常快，非常有效。

緩解抽筋 來碗鮭魚舒筋湯

推薦兩種藥膳，讓你輕鬆地舒筋，解痠痛！

第一道叫「鮭魚舒筋湯」，鮭魚又叫做三文魚，這個魚的肉質很柔軟，魚肉裡的油也滿多的，它的油可以消除血液裡的膽固醇。

材料有鮭魚250公克、生薑30公克、綠花椰菜200公克，嫩豆腐1塊、蔥5根、味噌30公克、米酒、味醂一點點、葛根15公克、白芍10公克、甘草10公克。

中藥有一個處方叫做葛根湯，還有一個處方叫桂枝加葛根湯，它們有解肌的功效，能讓肌肉鬆弛之意，葛根湯能緩解肌肉抽筋，這個叫做鮭魚舒筋湯就包含

了葛根湯組成的 ·部分，葛根、白芍、甘草。

　　這一道鮭魚舒筋湯對肩頸痠痛的人有幫助。如果在運動後，肌肉痠痛或小腿容易抽筋，也可以常常食用。

　　近幾十年來，流行跑「街頭馬拉松」。每隔一段時間，就看到台北舉辦街頭馬拉松，某某處要封路的。中醫的認知，「汗者心之液」，意思是血液為汗的基礎。在類似這種長時間激烈運動之後，大汗淋漓會傷到心之液──血，就容易造成抽筋，服用鮭魚舒筋湯就可以獲得改善。

肩臂疼痛嗎？來喝桂枝紅棗牛肉湯

　　第二道藥膳叫做「桂枝紅棗牛肉湯」，它可以治肩臂的疼痛，材料有牛肉約 120 公克，中型番茄 1 個、薑 4 片、蔥白 4 段、桂枝 4 公克、紅棗 6 顆。

作法：
1. 桂枝及紅棗泡水洗淨，再浸泡 10~20 分鐘
2. 在鍋中倒入少許麻油
3. 放薑片爆香，將切丁的番茄炒軟
4. 加入 500ml 清水，大火煮滾轉中火
5. 放入牛肉片，轉小火，再半小時，關火

「桂枝紅棗牛肉湯」的材料中有桂枝、紅棗、蔥、薑，藥效和解肌的湯方作用接近，卻因為加上了牛肉煮成，好吃又能舒緩肌肉的僵硬疼痛和抽筋。

養成正確姿勢 跟痠痛說掰掰

對抗痠痛的最重要訣竅：想讓身體不再痠痛，應該養成姿勢正確的習慣，才能遠離痠痛。姿勢正確了，脊椎就能夠像整整齊齊疊積木一樣，堆疊得很整齊，不容易倒塌。脊椎附近的肌肉跟韌帶等等軟組織，在正確姿勢的時候可以最省力的穩定脊柱，就能避免痠痛的傷害。

在網路上看到過一些圖片說明，當把頭往前傾45度時，頸部的肌肉要承受20公斤的重量；如果前傾60度，就要承受25公斤的重量；前傾75度就要承受28公斤的重量，其實是滿吃力的。因此，最好是把頭調正，經常處於正直狀態是最輕鬆的。

不妨一邊看電腦、一邊跟著調整姿勢。首先，下巴收起來，就好像輕輕點頭的姿態，頭部往後移一點，脖子不要伸長，肩膀放鬆下垂，手肘支撐在桌面上。這時候，從側面看身體會覺得耳垂好像畫一條鉛垂線

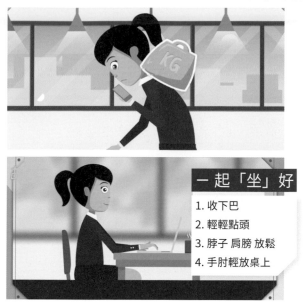

下來，會通過肩峰，也就是肩膀最上端的骨頭，這樣就算是最正確的姿勢。

動動肩頸操 還你漂亮天鵝頸

跟大家講一個肩頸的運動操，你在認真工作或學習時，有時會忘我到根本就忘記自己的姿勢，這樣的話，肩頸肌肉就容易緊繃，如果還凸起來就不好了。

做這個運動可以讓你肩頸肌肉鬆軟，消掉肩膀的肉，常做你的鎖骨、肩頸線條就越來越美。

把手放在頸脖子上，壓到肌肉，另一手臂帶動肩膀

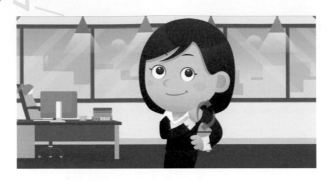

前後拉動，覺得肩頸有點疼痛感，那就對了，就這樣前後拉動，一共做 10 下，再翻過來再做 10 下，做完了以後，把肩膀彎曲一下，仍然壓著不動，這樣壓一下，翻過去再動幾下，大概做 10 下，接著另外一隻肩膀也同樣的做，做一段時間後，可以看到鎖骨、肩頸的線條，人也會變得越來越美。

鷹式運動全家來 簡單又健康

我有個中醫師朋友，是做骨傷科的。他教我做一套「鷹式運動」的動作。

這套動作很適合在看電視時做，將手拉平，手掌像鷹爪一樣抓著，手掌帶動兩隻手向前轉動，再向後轉動。

做完以後，再翻過來，手還是一樣做鷹爪式，向前轉動，向後轉動。大約 10 次左右，可以使肩胛骨、手

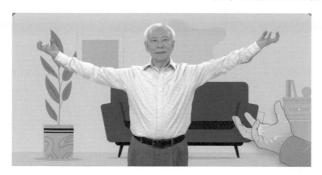

臂骨、手臂的肌肉，都達到非常好的運動；讓肩頸很快的放鬆，手臂的肌肉也變得比較有力。

我知道有一些訓練歌唱技巧的人，他們都要求練唱者站正。站正、頭打直的時候，喉可以最舒緩最輕鬆，可以唱出最美、最好的聲音。

有很多人喜歡唱卡拉 ok，可以試試學習站正的功夫。「靠牆站立」：靠牆站著的時候，將頭、頸、背部往後貼著牆面，收下巴、收小腹，持續 5 分鐘，每天至少做 1 次。

一邊這樣做的時候，一邊聽聽很輕柔而美的音樂，那種很輕鬆的音樂。如此可以讓自己的心情更放鬆。

靠牆站立，久了自然的就能夠站挺，不但能夠讓你肩頸痠痛改善，還能收到減肥的效果。

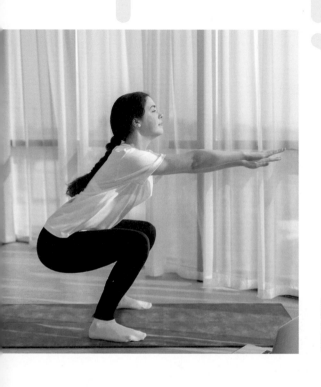

想到動一動
解決下半身鬆垮

久坐，害你屁股大、蘿蔔腿，又有小腹腫嗎？
有一位粉絲說：
「奇怪！換季的時候，我體重也沒長，
褲子的拉鍊卻拉不上了。」原來他的身材鬆垮了。
介紹給大家幾個運動方式和穴位，
挽救因為久坐而日漸鬆垮的身形。

軟椅子久坐！小心坐出一身病

現在的女性，很容易得婦科疾病，例如：盆腔炎、
子宮內膜異位症、膀胱炎等等；男性也差不了太多，
有很多攝護腺疾病，例如：攝護腺肥大、攝護腺炎、攝
護腺腫瘤等等，為什麼會這樣呢？

我想是跟血液循環有關，建議大家辦公室的椅子，
別選擇太軟的。上班族尤其是主管階級的人，在辦公
室裡坐的椅子都很高檔，又軟又舒服，坐下去還會凹
下去，雖然，坐起來是比較舒服，可是身體會彎得非

常深沉。久坐有害健康，小心坐出一身病來。

簡單三動作 大屁股退散

久坐容易屁股變大，趕快做做這 3 個動作，搶救你逐漸變形的下半身吧！

人體過度凹窩的坐著時，氣血受阻，經絡不暢通，五臟六腑的氣，瘀著了，下半身血液回流也變慢了，下肢容易水腫、小腹及腰部，受擠壓突出了，脂肪也囤積了。像這樣一直下去的話，人會提前衰老的，不可不注意。

上班的時候，可以利用休息時間的小空檔，透過簡單的運動，活絡活絡你的筋骨，增加關節柔軟性，強化腿部的肌肉，更重要的是讓下半身不會鬆垮。

每日深蹲十下 護關節 燒脂肪

深蹲是一個很不錯的運動，能夠利用到全身肌肉，尤其下肢的肌肉，幫助燃燒脂肪，並強化核心肌群，還可以保護關節。深蹲的運動，年輕人比較沒問題，年老的人，先暫時不要深蹲，可以臀部置於椅子上方，站起、坐下、站起、坐下。

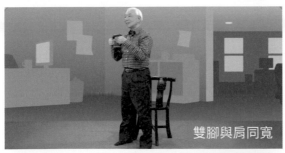

雙腳與肩同寬

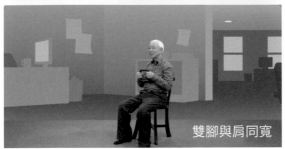

雙腳與肩同寬

　　注意！深蹲之前，要先將雙腿打開，跟肩膀差不多一樣的寬度，姿勢正確，才能夠減緩膝蓋的壓力。你可以這樣做，髖部往後推，吸氣，臀部下移，膝蓋隨之彎曲，重心置於腳跟，腳尖不要翹起來，上半身和小腿平行，這個雙手可以平伸或手拿一個重的東西，例如：壺鈴或用公事包裝一、兩本書，放幾瓶礦泉水也可以。

　　讓它有一點點重量深蹲下去，再站起來，深蹲下去，再站起來，讓你的肌肉更緊實，在這個時候，下巴往內，稍微收一點點，頭頸放鬆，下蹲吸氣，上來的時候再吐氣，每天做個 8 下、10 下，可以使你的肌肉漸漸強壯。

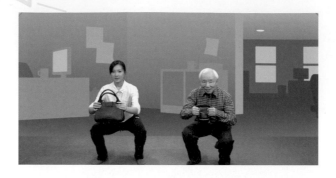

　　不但如此，還可以使脊柱骨或者薦椎的骨頭能夠強化，你走路會更有力，不只是臀部的肌肉緊實，下半身的線條也變美。

踮踮腳尖 收腰提臀 SO EASY

　　再一個方法是踮腳尖，踮腳尖有什麼好處？有人說：「小腿是人的第二個心臟」，適當地墊腳尖，可以幫忙小腿的肌肉收縮，靜脈回流變得更好。

　　利用血液循環讓水腫、靜脈曲張能夠消除，改善它還可以維持體態，提臀收腰。踮腳尖的時候，腰一定會往內縮，臀部一定往上提，這樣下肢就會變得結實了，一舉數得，這非常好。

　　踮腳尖還可以刺激到小腿後側、內側上的 6 個經絡，包括肝、脾、腎、膽、胃和膀胱經，這 6 個經絡受到刺激，能使經絡循環比較好，可使經脈疏通，達到

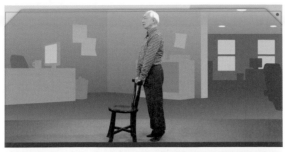

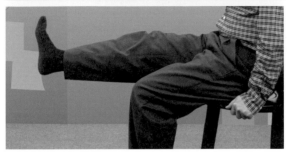

健脾補腎、疏肝利膽的效果。

　　你還可以這樣做，腳與頭維持同一個直線，踮起腳尖，用腳尖站起來，一口氣放下。也就是說很短時間內立刻放鬆下來，讓腳跟回到地面，一天做 30 次。

交互抬腿超簡單 放鬆肌肉又醒腦

　　第三個動作就是交互抬腿，可以坐再椅子上，讓腿交互地抬一下，做個幾次，讓雙腳的肌肉都放鬆，恢復彈性。

4 穴位敲一敲 腿部水腫快快消

長期久坐，小腿會腫成像蘿蔔腿，敲一敲神奇的 4 個穴位。可以很快消掉腿部水腫，趕走靜脈曲張，坐在辦公室時或在通勤的時候，搭公車或是坐捷運時，都可以敲一敲。

在大腿、膝蓋外膝眼往上走，有一個穴位，叫作伏兔穴，一個是在膝內側的血海穴，另外一個是陽陵泉，在膝蓋下方側邊的一個穴道。再下來一個是在小腿的內踝骨上邊，這個穴叫作三陰交穴。

用雙手握拳，輕輕敲一敲，經常拍打伏兔，可以使腿部的疼痛改善，修飾大腿的線條。

血海穴因為它的名字叫作血海，意思是有活血化淤，能夠補血養血，血液流暢的好，就能有瘦腿的功效。

陽陵泉穴在膝蓋下側面，大約在腓骨的頭的下方一點點，有個洞，這個洞就是陽陵泉穴。

你可以輕輕敲一敲，壓按它，都可以舒經活絡、去熱，連濕氣都可去掉。

再來就是內踝上方，大約 3 寸的地方，也就 4 個指頭的長度，那個位置叫作三陰交穴。

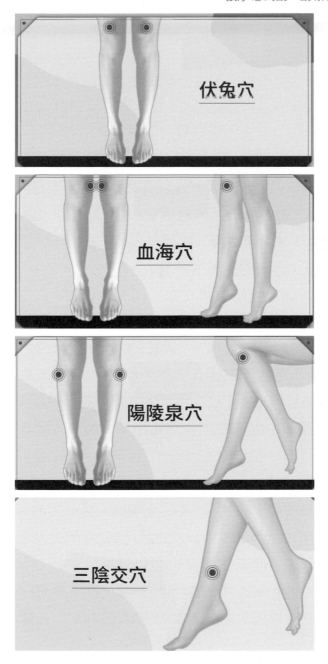

伏兔穴

血海穴

陽陵泉穴

三陰交穴

它可以治療婦科所有的疾病，尤其是對於女性的水腫、內分泌失調的病症，它是肝脾腎三條經絡的交匯之處，陰經交會處，所以叫三陰交穴。

輕輕敲一敲，可以補養子宮卵巢，要注意一件事情，就是如果懷孕的話，這一個穴道暫時不要碰它。

那麼，剛才講的這幾個穴位，常常拍打，例如：每天每一個穴位拍 3 分鐘，合起來大約就是 10 分鐘左右，一天兩次，可以消除腿部水腫。

靠牆站立 擊退小肥肚

你是不是感覺到肚子越來越大了？靠牆站也能夠幫助你輕鬆的擊退小肥肚。靠牆站立的時候，頭肩到腰，甚至到臀部，都直接靠在牆上，不但如此，而且讓你的手像時鐘一樣上舉，慢慢的往下到一個位置以後，再往上舉。

有點像在 12 點、10 點、9 點鐘這樣子的動，可以使得肩部、頭部、頸部以及腰部的肌肉都能夠堅實，除了這以外，肩部的肌肉也可以變得比較好一點，比較有力一點，每天大約 5 分鐘鍛鍊，身體會有一點痠痠的，也能使肌肉有力，這樣天天運動，不只能夠收

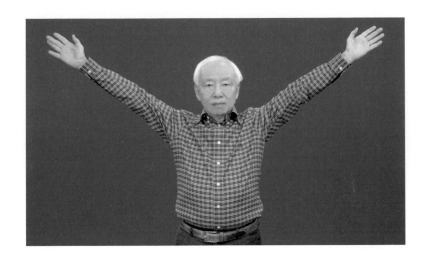

小腹，還可以甩掉蝴蝶袖。

現代人的工作型態，久坐已經是常態，如果也能利用一點時間，讓自己的身體動一動、敲一敲消水腫的穴位，保持苗條的身材是很輕鬆、很自然、很容易做到的事情。

後記

2019 年 2 月起，新唐人亞太台開播〈胡乃文開講〉節目，至今已接近 200 集。胡乃文醫師用生動活潑、貼近觀眾的方式講解，使觀眾能將養生落實在日常中，不費力地做到「養身」及「養心」的中醫精髓，輕鬆獲得健康。

《健康不是夢》一書彙集節目精華，將現代這個時期，常見的症狀以不同角度去論證，在養生、食療、按摩的不同篇章中偶會出現類似的改善方法，彼此相互呼應。

　　由於中醫與自然是相應的，也是相互融合的。身體內在和宇宙整體都有相對應的關係，也同樣有許多相通之處。例如，一個穴位可以治很多種不同的病，如果拆開來看，可能會以為互相之間沒有關係，可實際上都有一個相應的理在連繫著。有的時候，許多種病都選用同一個藥方治療；有的時候，同一個病請同一位醫師或幾位醫師來看，卻開出不同的處方。

　　對於病理和藥理，在單一節目或一篇文章當中是不太容易說清，或完整說明的。書中或許常常見到同一個藥方在不同的病症當中使用，也就是這麼個簡單的理。

健康不是夢 —— 名醫直播間

作者：胡乃文

編輯：李逸少

校搞：鍾朵仁

美術編輯：林彩綺

封面設計：林彩綺

內文圖片：新唐人亞太電視台協助提供

出版：博大國際文化有限公司

電話：886-2-2769-0599

網址：http://www.broadpressinc.com

台灣經銷商：采舍國際通路

地址：新北市中和區中山路 2 段 366 巷 10 號 3 樓

電話：886-2-82458786

傳真：886-2-82458718

華文網網路書店：http://www.book4u.com.tw

新絲路網路書店：http://www.silkbook.com

規格：14.8cm ×21cm

國際書號：ISBN 978-986-97774-6-9　（平裝）

定價：新台幣 420 元

出版日期：2022 年 10 月

版權所有　翻印必究

國家圖書館出版品預行編目 (CIP) 資料

健康不是夢：名醫直播間 / 胡乃文作 .
-- [臺北市] : 博大國際文化有限公司 , 2022.10
296 面 ; 14.8 x 21 公分
ISBN 978-986-97774-6-9(平裝)
1.CST: 中醫 2.CST: 養生 3.CST: 健康法

413.21   111016810